약물 중독

Les Drogues

프랑스 대학생들이 가장 많이 읽는 심리학 시리즈

약물 중독

Les Drogues

드리 리샤르 지음 | 윤예니 옮김 | 박상규 감수

192

NUN

눈 프랑스 대학생들이 가장 많이 읽는 심리학 시리즈

약물 중독 Les Drogues
드리 리샤르 지음 | 윤예니 옮김 | 박상규 감수

초판 1쇄 인쇄 2011년 1월 24일
초판 1쇄 발행 2011년 1월 29일

발행처 | 도서출판 NUN · 발행인 | 임말희
출판등록 | 2009년 2월 17일 · 등록번호 | 제305-2009-6호
주소 | 서울시 서초구 양재1동 19-6 성희빌딩 401호 우편번호 137-888
전화 | 02-3394-4745 팩스 | 0505-115-4936 이메일 | marieklara@paran.com
홈페이지 | www.nun.or.kr

값 10,000원

ISBN 978-89-94347-06-6 (04180)
ISBN 978-89-960904-7-2 (세트)

파본이나 잘못된 책은 바꿔드립니다.

 이 도서의 국립중앙도서관 출판시도서목록(CIP)은 e-CIP 홈페이지(www.nl.go.kr/ecip)에서 이용하실 수 있습니다. (CIP제어번호: CIP2010003729)

감수의 글

미국을 비롯하여 세계는 지금 마약류나 알코올 등 약물과의 싸움이 치열하다. 이미 우리나라도 마약류 중독의 위험에 노출되어 있는 나라 중 하나이다. 마약류 중독은 개인은 물론 가정과 사회에 엄청난 피해를 주기 때문에 예방이 우선되어야 한다. 마약류 중독은 일시적으로나마 강력한 쾌감을 유발하기 때문에 한번 중독된 사람은 약의 유혹으로부터 쉽게 벗어나지 못하고 비참한 삶을 사는 것이 대부분이다.

이 책은 마약류 중독자를 비롯하여 알코올이나 니코틴 중독자 등을 이해하고 치료하는 데 꼭 알아야 할 약물관련 기본지식을 알기 쉽게 기술하고 있다. 또한 일반인도 약물의 개념이나 특성들을 이해하기 쉽도록 설명해주고 있다. 대마, 양귀비, 아편, 헤로인, 메사돈, 부프레노르핀, 코카인, 크랙, 필로폰, 엑스터시, LSD, 페이오트, 이보가, 알코올, 니코틴 등 다양한 약물들을 다루면서 각 약물의 역사, 약리학, 기능, 임상적 증상을 자세히 소개하고 있다. 또한 약물의 부작용이나 내성, 금단 증상 등 약물중독 분야에서 알아야 할 필수 사항들도 잘 기술하고 있다.

마약류 중독자, 알코올 중독자 등 약물중독자의 치료 및 재활에 관련된 일에 종사하시는 전문가, 약물중독에 대해 배우고자 하는 학생들과 가족들에게 감수자로서 이 책을 권해드리고 싶다.

한국중독상담학회 회장 박상규

목 차

들어가며

일반적으로 '약물'은 천연 물질 또는 화학적 합성으로 제조된 거의 순수한 물질로서, 종국에는 흔히 반복적으로 소비하고자 하는 절대적인 욕구를 불러일으키는 성질과 독성을 공통적으로 갖고 있는 물질 일체를 뜻한다. 이러한 물질의 사용이 공중보건 측면에서 유발하거나 유발하는 것으로 추정되는 문제들은 20세기 초 이래로 이 물질에 부여된 특별한 법적 지위를 전적으로 정당화한 것으로 보인다. 그러나 이러한 접근법이 이미 우리에게 익숙하다 해도, 그 근거에 대해서는 여전히 이론의 여지가 있다. 많은 합법화된 물질들(의약품 등), 게다가 거의 자유롭게 허용된 물질들(알코올과 담배 등)은 위의 두 기준에 완벽히 부합하며, 보편적으로 비난받는 약물들과 마찬가지로 중독성이 있는 것으로 드러났다.

이 책의 목적은 단순하다. 마약이든 아니든 주요 정신 활성화 물질들에 총괄적으로 접근하고, 임상독성 측면에서나 의존성을 야기하는 성질 측면에서 각 물질에 관련된 문제점을 강조하는 것이다. 약물중독 문제에 대한 이러한 이해는 물론 제한적이다. 하지만 이를 통해 의약품이든, 샤머니즘이나 신비주의 의식에 사용되는 화학 용제이든, 그 사용이 사회적 가치를 지닌 문화적 약물이든, 혹은 이러한 문제에 대한 사회적 기준이 없는 서구화된 문화권에서 생각 없이 점점 더 다량으로 소비하게 되는, 대부분 유해한 기분 전환용 약물이든, 정신 현상을 변화시킬 수 있는 수많은 물질에 의존함으로써 인간에게 발생하는 문제점들을 더 잘 파악할 수 있게 해 준다.

제1장

약물의 개념

Le Concept de Drogues

192

우리의 정신 기능을 변화시킬 수 있는 '약물'에 의존하는 것은 시공을 초월하는 보편적 현상이다. 반면 현대 사회에서 실제 혹은 가상으로 약물을 사용하는 방식은 전대미문의 것이다. 배출구와 새로운 경험을 찾는 사람들의 불안, 일반 정서상 때로 약물중독과 직결되는 범죄, 합성 마약 생산 급증, 국제 거래와 온라인 판매 확대를 보면 흔히 역학조사에서 뒷받침되는 염려스러운 이미지가 무색하다. 이런 맥락에서 논란의 주제 자체인 다음 질문을 던지는 것이 바람직해 보인다. '약물'이라는 개념은 구체적으로 무엇을 포함하는가?

1. '약물'이란 무엇인가?

페르시아어 드로아droa(향기로운 냄새)에서 오래 전에 약제사들이 상업화한 건조된 식물성 물질들을 총칭해 가리키던 네덜란드어 드로흐droog가 나온 것으로 추정된다. 이는 오늘날에도 여전히 약학에서 '약물'이라 할 때 인체에 약리학적으로 영향을 미치는 강한 모든 물질을 의미한다는 사실을 설명해 준다.[1]

이러한 접근은 약물을 정신현상에 영향을 끼치는 물질(따라서 '정신활성화 물질' 혹은 '향정신성 물질')로 보는 미디어나 현재 우리 언어의 접근과는 차이가 있다. 오늘날은 이러한 물질을 사용하면 의존, 흔히 사회적 지위 하락을 초래하는 것으로 알려져 있으며, 그 독특한 위험성으로 인해 대개의 경우 통제를 위해 사용을 금지한다(모르핀을 사용한 통증 치료, 메사돈이나 부프레노르핀에 의한 아편류 중독자 대체 치료 등의 의학적 예외는 제외).

이러한 구분은 흡연용 아편, 주사용 모르핀, 혹은 코카인과 같은 향정신성 물질들이 '향락적[2]' 목적으로 사용되면서 비난받던 19세기 말에 기원을 둔다. 이 시대부터 약물은 사회적으로 지탄받기 시작하며,

---

1) 앵글로색슨인들은 이런 개념들의 구분 없이 드러그drug라는 용어로 의약품은 물론 마약이라는 의미에서의 약물도 가리킨다.

2) 프랑스 작가 앙토냉 아르토Antonin Artaud(1896~1948)의 유명한 표현.

예술계, 지식계, 의학계에서 약물이 보편화됨에 따라 그 독성에 대한 의문이 싹트게 되었다. 당시 정신과 전문의들이 '약물중독', 문자 그대로는 '독약의 광기' 라는 의학적 문제점을 새롭게 제기하면서 '약물' 이라는 용어가 격하되고, 인류는 수천 년간 사용해 온 향정신성 물질과 갑작스럽게 결별하게 된다.

2. 약물 분류는 가능한가 ?

정신 활성화 물질들과 그 작용 방식, 임상적 효과, 사용법이 다양하다 보니 단일한 분류를 제안하는 데는 어려움이 따른다. 다음과 같이 각기 다른 목적을 가진 세 가지 모델이 제안될 수 있다.

- 제품 소비의 임상적 효과에 기반한, 즉 사용자에게서 관찰되는 급성 혹은 만성 발현에만 기반한 모델
- 사회적 위험성, 약물 중독을 일으킬 수 있는 고유한 특성 등을 포함, 포괄적인 위험성에 기반한 모델
- 법적 지위에만 기반한 모델

2_1 임상적 효과에 따른 분류

독일 약리학자 루트비히 레빈Ludwig Lewin(1850~1929)은 1924년 출간된 '판타스티카Phantastica' 라는 제목의 저작에서 최초로 약물 분류법을 고안했다. 그는 약물을 euphorica(아편과 아편 알칼로이드들, 코카와 코카인 등), phantastica(환각제), inebriantia(알코올, 에테르, 클로로포름 등),

hypnotica(바르비투르산제, 클로랄, 카바 등), excitantia(커피, 담배, 카트, 장뇌, 콜라나무 열매 등)의 다섯 그룹으로 분류했다. 이 연구는 현대 분류의 기준이 되었다. 1950년대 초반에 발견된 다양한 정신 활성화 의약품들을 포함하여 두 프랑스 정신과 전문의 장 들레Jean Delay(1907~1987)와 피에르 드니케Pierre Deniker(1916~1998)가 제안한 새로운 분류법이 1961년에 인정되었다. 이 분류법은 치료 목적으로 고안되었기에(당시 때로 치료 일환으로 처방되던 환각성 물질들을 포함해), 의학적으로 사용될 수 있는 향정신성 물질만을 다루었다. 그 이후로 정신 활성화 물질 전반으로 확대된 이 분류법에 따르면 정신 활성화 물질들은 전반적으로 다음과 같이 구분된다.

- 진통 물질이나 정신 억제 물질. 알코올과 유기용제(에테르, 클로로포름, 삼염화에틸렌 등), 대마, 아편류(아편, 모르핀, 헤로인, 메사돈, 부프레노르핀), 또 최면제(수면제) 같은 여러 약품과 해리성 전신마취제(케타민, 틸레타민, 펜사이크리딘, GHB 등), 항정신병 약물(과거 용어로는 신경이완제), 항불안제(신경안정제)를 포함한다.
- 흥분성 물질 혹은 각성 물질. 암페타민류와 유사 페닐에틸아민, 코카인(그리고 코카인 부산물인 크랙), 카트를 비롯해 다양한 식물, 커피, 차 또는 초콜릿 등 부수적 정신흥분제, 또한 항우울제도 포함한다.
- 감각 지각이나 정신 이상 발현 지각을 변화시킴으로써 다양한 방식으로 정신 활동을 방해하는 물질들. 환각제(그 중 일부는 해리성 전신마취제와 일부 암페타민류를 페닐에틸아민류와 유사하다고 볼 수 있음)를 포함한다.
- 기분을 조절해 주는 물질들(자극제 혹은 기분조절제). 치료 목적으로 처방되나 그 외 목적의 사용은 금지된다[3].

2_2 독성에 따른 분류

세계보건기구(WTO)는 1971년 각 약물의 중독 유발 성질 및 내성 유발 성질에 기반한 분류를 제안했다. 논란의 소지가 다분하며 오늘날은 더 이상 쓰이지 않는 이 분류에는 담배도 신경안정제도 포함되지 않았다!

프랑스에서는 한 정부 보고서가 1978년 마약과 치료 외 목적으로 쓰인 의약품, 그리고 다양한 향정신성 물질(알코올, 담배, 에테르나 트라이클로로에틸렌 등 유기용제)을 구분하면서 이 모두가 심각한 개인적 사회적 건강 문제를 초래할 수 있다고 보았다. 그 이후로 많은 보고서에서 이러한 입장이 세분화되면서 약물 소비에 대한 관점의 변화가 잘 드러난다. 다음의 예를 보자.

- 파르케Parquet 보고서(1997년)는 강력한 정신 활성화 물질 소비 예방 정책의 이론적 실제적 기틀을 세웠다.
- 로크Roques 보고서(1998년)는 합법적 약물이 개인에게 미치는 유해성(담배, 알코올)과 사회에 미치는 유해성(알코올)을 환기시켰다.
- 레노Reynaud 보고서(2000년)는 위험한 약물 사용법 판별법과 그러한 행동의 조기 발견 도구를 제안하였으며, 개인적 집단적 지원 전략을 제시해 주었다.

프랑스 국립보건의학연구원(INSERM)의 전문가 집단 보고서들 또한

3) 이 책에서는 이 물질들을 다루지 않는다.

1999년 이래 시행된 약물남용 근절 3개년 계획 가운데 약물 의존 형태(알코올, 담배, 향정신성 의약품 포함)를 비롯한 모든 의존 형태를 결집하는 데 일조한 바 있다.

표 1. 향정신성 물질들의 약리학적 사회적 위험 요소
(1998년 로크 보고서 중)

	모르핀, 헤로인 및 기타 아편양 작용제	코카인, 크랙	엑스터시	암페타민류	알코올	벤조디아제핀류	대마	담배
도파민성 '보상' 회로 활성화	+++	++++	+++	++++	+	+/-	+	+
도파민에 대한 과민성	++	+++	?	+++	+/-	?	+/-	?
아편양 물질 수용기 활성화	++++	++	?	+	++	+	+/-	+/-
신체적 의존성	매우 강함	약함	매우 약함	약함	매우 강함	중간	약함	강함
심리적 의존성	매우 강함	강하지만 불규칙적임	?	중간	매우 강함	강함	약함	매우 강함
신경독성	약함	강함	매우 강함 ?	강함	강함	0	0	0
일반 독성	강함(치료적 통제 제외)	강함	경우에 따라 매우 강함	강함	강함	매우 약함	약함	매우 강함 (암)
사회적 위험성	매우 강함	매우 강함	약함(?)	일반적으로 강함	강함	강함(주의력 손상과 고도의 피암시 상태 조성은 제외)	약함 (주의력 손상 제외)	0
대체 요법 가능성	있음	없음	없음	없음	없음	연구된 바 없음	연구된 바 없음	있음

2_3 법률상의 분류

유엔 규제에 따르는 정신 활성화 물질은 법적으로 두 그룹으로 나뉜다.

- 1961년 유엔의 마약에 관한 단일 협약에 따르는 마약류
- 1971년 유엔의 향정신성 물질에 관한 협약에 따르는 향정신성 의약품

a) 마약류

'마약류' 약물은 그 구조, 약리학적 특성 또는 의존 유발 성질 측면에서 매우 다양하다. 법적 지위만이 마약류의 유일한 공통점이다. 따라서 마약 물질의 분류 기준은 남용을 초래할 가능성과 공중보건 면에서의 위험성에 기반하며, 마약류 일체는 WHO 전문가들의 판단에 따른다. 정확히 말하자면, 어떤 물질은 WHO나 마약에 관한 단일 협정에 조인한 국가가 유엔에 요청할 경우 마약 목록에 오를 수 있다. 그러면 유엔 마약위원회에서 먼저 임시 규제 결정을 내리고 – 아닌 경우도 있다 – 이어 WHO 전문가들이 중직을 맡아 활동하고 있는 여러 위원회의 의견에 따라 최종 결정이 내려진다.

1961년 유엔의 마약에 관한 단일 협약에 따르면 규제 대상 제품 목록을 네 가지로 구분했는데, 그 중 처음 두 목록(목록 I과 II)는 국제적 규제 대상이 되는 마약류 전체를 포괄한다.

- 목록 Ⅰ에 분류된 물질들은 모르핀에 버금가는(혹은 최소한 코데인보다 강력한) 정도의 의존이나 대마, 해시시 혹은 코카인에 필적하는 남용을 유발할 수 있다.
- 목록 Ⅱ에 분류된 물질들은 코데인보다 약하거나 비슷한 강도, 또 최소한 덱스트로프로폭시펜 정도의 의존을 초래할 수 있다.
- 목록 Ⅲ은 목록 Ⅰ과 Ⅱ에 분류된 하나 혹은 여러 물질들을 포함하지만 함유량이 미약해 중독을 초래하지 않거나, 마약으로 분류된 향정신성 성분들을 의학적 목적 외에 사용하기 위해 추출하는 것이 불가능한 의약품들을 포괄한다. 이러한 약품들은 규제에서 면제된다[4].
- 목록 Ⅳ는 특별히 독성이 강하고 WHO가 보기에 치료 목적이 없다고 판단되는 마약류(특히 헤로인과 대마)를 포괄한다.

프랑스는 1961년 유엔의 마약에 관한 단일 협약 비준국으로서 목록 Ⅰ과 Ⅱ에 분류된 마약류 일체에 대해 국제법 규정을 따른다. 프랑스 국내법에서는 마약류를 1916년 9월 14일 법규명령에 의해 제정된 유독물질에 관한 '표 B'에 분류하였다가, 1988년 12월 29일 법규명령에 따라 기존의 국내법 분류를 국제법 분류로 대체했고, 2003년 12월 프랑스 의약보건안전국(AFSSAPS)은 이를 명확히 규정했다.

한편 프랑스는 여느 국가와 마찬가지로 국제법으로 규정되지 않은 물질들을 자국법 독립 원칙에 따라 국내법으로는 마약으로 분류할 수 있다.

4) 예를 들어 기침에 대한 대증요법 일환으로 처방전 없이도 코데인을 포함한 특허 조제약을 구할 수 있는 경우.

b) 향정신성 물질

약리학에서는 정신현상에 변화를 초래하는 모든 물질을 정신에 영향을 주는 것으로 간주한다. 의존성이나 습관성 징후를 초래하는 성질이나 오랫동안 소비할 경우 단기, 중기, 혹은 장기적으로 독성을 유발할 가능성 등은 전혀 고려하지 않은 것이다. 이렇듯, 정신질환 치료에 처방되는 의약품들은 중추신경계에 영향을 미치는 여러 진통제 또는 중추신경계에 영향을 미친다고 알려진 식물(프랑스의 예만 보면 산사나무, 피나무, 세인트존스워트, 넓게는 커피, 차, 카카오 혹은 마테) 같은 향정신성 물질들이다.

그러나 법적인 측면에서 1971년 유엔의 향정신성 물질에 관한 협약에 속하는 향정신성 물질들은 의존, 중추신경계 기능 변형(우울증 혹은 흥분, 환각)을 초래하고 남용하거나 해롭게 사용하도록 부추기는 것으로 여겨진다. 흥미롭게도 이 협약에는 담배나 알코올이 포함되지 않는다.

향정신성 물질에 관한 협약은 향정신성 물질들을 마약 협약과 마찬가지로 네 가지 목록(또는 표)으로 구분한다.

- 표 Ⅰ은 남용할 경우 공중보건에 심각한 위험을 초래하고, 치료상 가치가 미미한 물질들(천연 혹은 합성 환각제, 테트라하이드로칸나비놀)을 포괄한다.
- 표 Ⅱ는 남용할 경우 공중보건에 심각한 위험을 초래하면서 치료상 가치가 미미하거나 중간 수준에 그치는 물질들(일부 암페타민류)을 포괄한다.
- 표 Ⅲ은 남용할 경우 공중보건에 심각한 위험을 초래할 가능성이 있

으나 중간 수준에서 상당 수준의 치료상 가치를 지닌 물질들(속효성 바르비탈류)을 포괄한다.

– 표 Ⅳ는 남용으로 인한 공중보건상의 위험은 미약하지만 확실한 치료상 가치를 지닌 물질들(다양한 최면제와 항불안제, 진통제)을 포괄한다.

이러한 서열이 프랑스 법에 도입됨으로써(1990년 2월 22일 시행규칙) 3부로 구성된 분류가 생긴다.

– 1부 : 향정신성 물질에 대한 국제 협약 표 Ⅲ과 Ⅳ
– 2부 : 프랑스에서 마약으로 분류된 물질들의 처방 또는 조제
– 3부 : 프랑스식 분류(국제법으로 분류되지 않은 물질들)

2_4 연성 마약과 강력 마약

1970년대에는 효력이 '부드러운' 약물 그룹과 다소 '강력한' 약물 그룹 간의 구분이 일반화되었다. '부드러운' 약물은 자연에 자생하거나 식물성(대마, 아편, 카트, 코카, 페요테, 환각 버섯류, 담배, 알코올, 차, 커피, 초콜릿 등)이며, '강력한' 약물은 화학적 합성이나 추출로 얻어진 것들(모르핀과 헤로인, 코카인과 크랙, 메사돈, 합성 진통제, 암페타민류, LSD, 싸이로시빈, 메스카린, 유기용제 등)이다. 이러한 구분은 당시 특히 대마 사용 처벌 대상 제외 혹은 자유화 옹호론자들에 의해 주장되었는데, 임상적 측면에서는 무의미하다. 그보다는 소비 양식(사용, 남용 혹은 유해한 사용, 의존[5]) 간, 또는 이러한 소비

가 초래하는 특정 위험들 간의 구분을 규정하는 편이 적절할 것으로 보인다. 이러한 요소 가운데 일부는 소비할 경우 치료를 받게 되는 반면, 다른 사용 형태는 정신적, 육체적, 혹은 사회적으로 특수한 문제를 일으키지 않는다.

---

5) 본서 4장 참조.

3. 드러그 디자인drug-design이란 ?

디자이너 약물designer-drugs은 드러그 디자인의 산물로, 소비자의 요구를 만족시키고 약물 거래 수익을 늘리기 위해 의도적으로 기획되고 합성된 정신 활성화 물질을 가리킨다. 이러한 약물들의 구조는 강력한 파생물질을 만들어 내기 위해 고안되며, 법의 감시망에서 최대한 벗어나 있어(곧바로 마약류로 분류되지 않기 때문), 그 수가 많고 분류하기도 어렵다. 일반적 제형은 정제나 연질캡슐 형태이며, 질적 양적 구성은 잘 알려져 있지 않다. 수요가 많은 지역 인근에서 쉽게 합성 가능하다.

이러한 약물 대다수는 천연 물질인 메스칼린과 화학적으로 유사한 페닐에틸아민 계열로, 엑스터시, MDA, 2-CB, 2-CT-7, TMA-2 등 오늘날 알려져 있는 파생물질만 해도 200종 이상이다. 다른 화학 계열들의 드러그 디자인도 이뤄진다.

- 아편류는 수가 많지 않다. 펜타닐 파생물질들(차이나 화이트 헤로인 héroïne china-white' 이라고도 불리는 알파-메칠펜타닐, 3-메칠펜타닐 등)이나 페티딘 파생물질들이 있다.
- 트립타민류로는 디메칠트립타민(DMT), 디에칠트립타민(DET) 혹은 그 유사화합물인 디프로필트립타민(DPT)와 같은 합성 물질들이

있다. 이러한 인돌 부산물들은 부포테닌이나 싸이로시빈과 유사하다.

– 헥실아민류는 펜사이크리딘(PCP)과 그 파생물질, 또 케타민과 같은 유사분자들을 포함한다.

4. 희석제와 전구체란 ?

4_1 희석제

희석제(또는 '변조제adultérant')는 약물을 희석하기 위해, 즉, '나누기' 위해 사용되는 물질이다. 인위적으로 약물의 가치를 높이고, 소매중개인들의 이익에 영향을 미치는 작업이다. 특히 헤로인, 코카인 등 부가가치가 높은 약물과 관련이 있다. 여러 정신활성화 약물 간의 혼합과 혼동해서는 안 된다. 보통은 향정신성 효과가 없는 물질을 추가하여 하나의 약물로 만들어, 구매자에게 제품의 질을 속이거나 마약 탐지견의 후각을 교란시키는데 사용된다. 또한 독성 물질을 극소량만 포함하게 되므로 급성 중독의 위험이 억제되기도 한다.

희석제는 대부분(젖당, 글루코스, 마니톨 등 다양한 당류 및 파라세타몰 등 의약품) 위험하지 않다. 하지만 물리적 특성(탈크, 시멘트, 색전을 유발하는 백토)이나 고유의 약리적 작용(신장 독성을 지닌 퀴닌, 신경 독성을 지닌 스트리크닌[6] 등)으로 인해 사용자를 상당히 심각한 위험에 노출시키는 희석제도 있다. 소

---

6) 스트리크닌은 쓴맛을 낸다. 따라서 약물 샘플의 맛을 보아 쓴맛이 나면 스트리크닌이 상당량 함유되었음을 짐작할 수 있다. 또한 스트리크닌에는 향정신성 효과가 있으므로 코카인이나 엑스터시 등에 섞으면 약효를 한층 강화할 가능성이 있다.

매시장에서 유통되는 향정신성 약물의 평균 함유량을 살펴보면, 헤로인의 경우 2~8%, 엑스터시의 경우 10~25%이며, 기타 약물의 경우는 더 미약한 편이다. 정맥 주사로 유발된 급성 약물 중독에 의한 사망 사례 가운데 상당수는 희석제 첨가에 기인한다. 한편, 약물 합법화 옹호자들은 약물의 질을 엄격히 관리하면 위험성을 억제할 수 있다고 주장한다.

4_2 전구체

전구체란 비향정신성 화학 물질 혹은 그 자체로서는 향정신성 효과가 거의 없지만 약물을 제조(추출 또는 합성)하는 데 없어서는 안 되는 화학 물질을 가리킨다. 현재 20종 이상의 전구체가 1988년 12월 19일 마약 및 향정신성 물질 불법거래 방지에 관한 유엔협약(1971년 협약과는 다른 협약)에 부속된 두 가지 표에 등재되어 있다. 마약류를 불법 제조하는 데 쓰이는 것을 예방하기 위해서이다.

- 일반 산업용 전구체 : 코카인 및 기타 알칼로이드 추출에 사용되는 아세톤과 디에틸에테르, 황산, 염산, 페닐아세트산, 헤로인 합성에 필수적인 아세트산무수물, 메틸에틸케톤, 코카 반죽에서 코카인을 추출할 때 사용하는 과망가니즈산칼륨, 피페리딘, 톨루엔 및 기타 유기용제 등.
- 메타콸론 합성을 돕는 N-아세틸 안트라닐산, 에르고메트린, LSD의

전구물질로 분류되는 리세르그산 합성을 돕는 에르고바신, 1-페닐 2-프로파논, 이소사프롤, 암페타민류 전구체들, 에페드린 등.

전구체 생산 및 거래는 국내외적으로 엄격히 관리된다.

제2장

주요 약물 소개

Présentation Des Principales Drogues

192

우리 사회에서 사용되는 약물들은 그 종류와 사용법이 다양하므로 그 가운데 주요 약물을 선택해서 소개하기란 쉽지 않은 일이다. 이 책에서는 오늘날 서구 사회에서 보편적으로 사용되는 물질들(대마, 크랙, 엑스터시, 알코올, 담배, 신경안정제)을 주로 다루되 전통 사회의 문화적 관행에 포함되는 천연 물질들(코카, 각종 환각 식물)도 간략히 소개하고자 한다.

1. 대마와 그 파생물질들

대마는 여러 강력한 정신 활성화 물질의 원료로 사용되는 식물이다. 오늘날 그 사용이 보편화되면서 공중보건 문제로 대두되고 있다.

1_ 1 대마

식물학계에서는 일반적으로 카나비스 사티바Cannabis sativa를 유일한 대마로 보는데, 품종은 지역적 화학적으로 다양하다. 이 식물은 일반적으로 '삼'이라고 알려져 있으며, 원산지는 히말라야 산맥의 지맥들이다. 수 천 년 전부터 섬유로 사용되다가 인류의 이동과 함께 널리 보급되었다.

대마는 초본식물로, 줄기가 곧고 바르며 세로로 골이 나 있고, 경작 조건에 따라 잔가지가 많아지기도 한다. 잎 아래와 중간 부분은 종려나무 잎처럼 셋 내지 일곱 개의 고르지 않고 좁은 타원형으로 갈라져 있고, 가장자리에 잔 톱니가 있다. 대마는 대부분 암수딴그루이다. 수그루는 암그루와 달리 작고 가늘다.[7] 외관, 생육 기간, 질적 양적 화

7) 대개의 식물과 마찬가지로 한 그루에 수꽃과 암꽃이 있는 암수한그루 품종도 있다. 이는 기계화 농업의 필요와 두 시기로 나눠 수확하는 일을 피하기 위해 개발된 품종이다.

학 조성에 따라 다양한 형태가 있으나, 용도에 따라 두 종류로 분류할 수 있다.

- 섬유용 또는 직물용 대마 : 수 천 년 전부터 옷감과 밧줄 등을 생산하는 데 쓰인다.
- 원산지를 따라 '인도대마'로 알려진 종 : '수지'를 분비한다. 수지는 섬세한 결정 형태로, 암꽃과 위쪽 잎에 주로 들러붙어 있다. 수지에는 테트라하이드로카나비놀(THC=tetrahydrocannabinol) 등 카나비노이드 계열의 화학 성분이 많이 함유되어 있다. 바로 이러한 성분들 때문에 인도대마가 뇌에 작용하는 것이다. 수그루보다 암그루가 수지를 더 많이 분비한다.

섬유용 대마와 수지용 대마의 구분은 뚜렷하지 않다. 중간 품종도 존재한다. 근본적인 구분 기준은 THC 함유도이다. 유럽에서는 건조된 대마의 경우 0.3%로 법적 한도가 정해져 있다. 일부 산업용 대마는 THC 함유도가 0.01% 미만인 경우도 있다.

대마는 실내 경작과 실외 경작 모두에 적합하다. 실내 경작(수경재배)은 감시를 피하기 쉬우므로 서구에서 일반화되어 있다. 개인 생산은 물론 대량 생산도 가능하며, 온실이나 지하실, 아파트 벽장 안에서 재배하는 경우도 많다.

하지만 오늘날 서구에서 생산되는 대마는 대개 경작시기가 짧은 종들을 교배해서 나온 것이다. 따라서 이러한 재배종들은 실외나 온대 지역에서 경작하기에 적합하다.

1_ 2 대마 : 마리화나, 해시시, 해시시 오일

a) 마리화나

잎과 꽃을 따서 말린 것(허브, 부beuh, 간자ganja, 파칼로로pakalolo, 얌바yamba, 자말zamal 등으로 불림)으로, 씨와 잔가지를 포함하며, 건조물의 THC 함유도는 2~4%이다. 씨가 없는 것은 신세미야sinsemilla라고 불린다. 단독으로 흡연하거나 담배와 섞어서 수제 담배 형태로 말아서 흡연한다.

b) 해시시

해시시는 대마 수지를 바탕으로 만들어진 가공물로, THC 함유도가 높고 널리 보급된 형태이다. 대마를 손이나 기계로 걸러 수지를 거른 다음 열을 가해 평판 형태로 압축해서 만든다. 국제적으로는 이런 형태로 불법 거래가 이뤄지기도 하지만, 보통은 마리화나 몇 개비를 만들 수 있을 만큼의 작은 막대나 덩어리 형태로 거래된다. 해시시의 THC 함유도는 4~20%이나, 엄선된 신세미야를 바탕으로 제조된 경우, 예외적으로 30%까지 올라갈 수도 있다. 해시시를 나눌 때에는 헤나, 광택제, 파라핀 등이 사용된다. 절삭유, 고무 등 유독 물질이 사용되는 경우도 있다.

해시시는 마리화나 형태로 흡연하거나 삼키며, 드물게는 수연통, 원뿔형 파이프, 분무기 등을 사용해 흡입한다. 미국의 경우는 펜사이크리딘whack 또는 코카인geek-joint 같은 약물들을 첨가하기도 한다. 해시시를 넣어 케이크를 만들기도 하는데, 이는 스페이스 케이크space-cake라고 불린다.

c) 해시시 오일

해시시 오일은 대마 또는 해시시 추출물 용제로서, 알코올계 용제로 추출해 농축한 용액이다. 푸르스름하고 검은빛이 돌며 끈끈하며, THC 함유도가 높다. 서구에서는 담배와 혼합해 사용하거나 마리화나와 섞어 흡입한다.

1_ 3 카나비노이드의 약리 작용

대마의 향정신성 효과(이상 황홀감, 무력감, 감각 지각과 시간 지각 이상 등)와 진통 효과는 THC에 기인한다. THC는 마약으로 분류된 물질로, 화학적 구조는 1964년에 두 이스라엘 화학자, 예히엘 가오니Yehiel Gaoni와 라파엘 메쿨람Raphaël Mechoulam에 의해 밝혀졌다. 이는 대마에 풍부하게 함유된 테르핀 계열 화합물인 카나비노이드 중에서도 대표적인 것이다.

THC는 여러 카나이노이드와 마찬가지로 특정 수용기에 고정되어 작용한다. 이러한 카나비노이드 수용기(줄여서 CB 수용기)는 1980년대 말에 발견되었으며,[8] 두 종류가 있다.

1) CB1 수용기는 주로 뇌의 중추신경계와 말초신경계에 퍼져 있지만, 고환, 자궁, 면역체계, 창자, 방광, 망막세포, 내피세포(혈관), 지방세

---

8) 그러나 반드시 이렇게 작용하는 것만은 아니다. THC는 소수성(疏水性)이 매우 강하므로, 주로 인지질로 구성된 세포막 속에 부착되어 이온교환을 교란한다. 대마로 인한 환각 상태는 이러한 작용에 기인하는 것으로 보인다. 알코올에 의한 취기도 이와 유사하다.

포 내에도 있다.

CB1 수용기는 대뇌변연계의 다양한 조직 내에서 감정 제어에 영향을 미친다. 대마의 쾌락과 만족 효과는 부분적으로 CB1 수용기가 대뇌변연계에 널리 퍼져서 도파민과의 상호 작용을 하는 데에서 기인한다. 신경전달물질인 도파민이 정서행동 조절에서 중요한 역할을 맡고 있음은 이미 분명히 밝혀진 바 있다. 대마를 만성적으로 사용하면 기억장애와 인지장애가 유발되기도 하는데, 이는 기억 과정에서 핵심 역할을 담당하는 해마와 피질 내 CB1 수용기와 관련이 있다. 또한, 말초에서 오는 감각자극을 전달하는 시상 피질계의 수용기는 대마 사용자들에게서 관찰되는 감각 지각 이상과 연관이 있는 것으로 추정된다. 반면, CB1 수용기는 심혈관 기능과 호흡 기능을 조절하는 수질체를 포함하고 있는 뇌간에서는 발현되지 않는다. 그렇기 때문에 대마 파생물질들이 급성 신체 독성을 갖고 있지 않은 것으로 추정된다.

2) CB2 수용기는 말초조직에만 국한되어 있다. 주로 면역체계 세포에 발현되며, THC의 향정신성 작용과는 무관하다.

1990년대 이래로 카나비노이드 수용기에 내인성 리간드[9]가 있다는 사실이 밝혀졌다. 주요 내인성 카나비노이드로는 아난다마이드(AEA)와 2-아라키노도일글리세롤arachidonoylglycérol이 있다. 이는 지질 화합물들로, 중추신경계를 비롯해 다양한 조직 내에 다량 분비되어 신경전달

9) 즉, 인체에 의해 생성되어 카나비노이드처럼 작용하는 물질들로, 내인성 카나비노이드라고도 한다.

의 조절을 돕는다. AEA는 특히 CB2 수용기보다 CB1 수용기에 높은 친화력을 보이므로, CB1 수용기가 강하게 발현된 부분(피질, 해마, 줄무늬체, 소뇌) 속에서 생성된다.

1.4. 대마 사용으로 인한 임상적 증상

대마 사용에 따른 증상은 a) 유전형질과 관련된 개인의 신체적 정신적 취약성(알코올, 담배 등 다른 약물들에 대해서도 마찬가지) b) 약물의 사용량, THC 함유도, 사용 방법, 기타 다른 향정신성 물질과의 복합 사용 여부 c) 사회 기술 훈련, 자동차나 중장비 운전 여부, 사용자의 경제력 등의 상황 등 여러 요인과 연관이 있다.

대마 사용으로 인한 증상은 한편으로는 정신적으로, 다른 한편으로는 신체적으로 발현된다. 정신적 신체적 증상 정도는 약물의 체내 흡수 정도(단독 사용 혹은 빈번한 사용)에 따라 달라진다. THC는 중추신경계를 비롯해 지질이 풍부한 조직 내에 붙어 있으므로 체내에 오래 남아 있다. 체내에 흡수된 THC 양의 절반이 없어지려면 일주일 정도 걸린다.

a) 정신적 증상

일시적 대마 사용에 따른 증상

대마 급성 중독 증상은 그다지 심각하지는 않으나, 사용자, 상황, 사용량에 따라 달라진다. 정신적 증상은 성인의 경우 사용량이 3mg을 넘을 때부터 드러난다. 15~20mg을 넘어서면 정신병적 증상이 나타나기도 한다(일각에서는 기준을 그보다 낮게 잡기도 한다). 대마 사용 후 두 시간 이내에 '대마 환각상태' 가 관찰되며, 약 세 시간에서 여덟 시간 동안 다음과 같은 증상들이 수반된다.

- 기분장애(소비량이 많아지면 인격장애) : 이상 황홀감, 말수가 늘어남, 이유 없는 웃음, 불쾌감, 부적응 행동과 판단력 손상, 탈억제(특히 성적인 탈억제), 불안, 자폐적 위축, 졸음증.
- 인지장애 : 시간 감각 상실, 기억장애, 반응시간 증가와 각성장애(운전 전에 대마를 사용하면 각성 상태가 저하되므로 위험함), 업무 수행 능력 저하, 운동협조 장애, 현기증.
- 감각신경(청각, 후각, 미각, 신체 도식 파악) 손상.

대마로 인한 급성 정신병적 증상은 주로 학대 망상으로 빠른 시간 내에 불안, 정서적 불안정성, 기억 상실을 수반하여 나타나며, 약한 신체적 증상(떨림, 운동실조증 등)이 함께 나타나기도 한다. 이러한 증상은 일반적으로 한 나절 안에 사라진다. 이인증離人症과 비현실감이 나타나는 경우도 있지만, 환시幻視는 드물다.[10] 이러한 급성 중독 증상을 보일 때 차분하고 안전한 환경에서 신속히 항불안제 또는 신경이완제를 투약하면 후유증 없이 치료가 가능하다. 플래시백flash-back[11] 현상이 나타나는 경우는 거의 없다.

---

10) 19세기 문학에서 심어준 이미지와는 달리, 이러한 증상 때문에 대마를 환각제로 보는 것은 아니다.

11) 플래시백은 약물 사용에 따른 정신적 경험의 재현 현상으로, 약물 사용 후 상당 시간이 지난 후에 나타나기도 한다. 원인은 잘 알려져 있지 않으나, 대마 등 환각 물질 사용시 발생할 수 있다.

빈번하고 정기적인 대마 사용에 따른 증상

대부분 정신병적 증상들이다. 대마를 일시적으로 사용했을 때 나타나는 증상들이 악화된 것으로 볼 수 있다.

- 인지장애 : 파악하기 힘든 장애로, 대마를 끊임없이 반복적으로 소비하게 된다. 짧은 기간이라 하더라도 규칙적으로 대마를 소비하면 단기기억이 손상된다. 인지장애는 학업에 심각한 지장을 준다. 신경심리장애의 경우, 반응 시간 증가를 보이기도 한다.
- 기분장애 : 대마 사용자 중 30~50%가 보이는 장애로, 보통 대마 중독 이전부터 가지고 있던 증상이다. 가장 대표적인 증상은 우울증이다.
- 불안장애, 급성 공황 발작 : 대마는 항불안 물질이므로 만성적인 불안 증상을 호전시킬 수 있다. 그러나 대마 사용시 급성 불안장애(불안반응)가 발생하므로, 역설적으로 사용을 중단하고자 하는 동기를 부여한다. 이러한 증상은 결국 매번 재발한다.
- 무동기 증후군 : 대마 사용자에게서 흔히 나타나는 실존적 위축을 위시한 정신적 증상 일체를 가리킨다. THC가 뇌의 전두엽과 전피질 부분에 미치는 작용과 관련이 있는 것으로 보인다. 사용자는 일상 활동에 대해 흥미를 잃고, 감정 둔화와 지적 둔화를 보인다. 조발성 치매나 정신병이 유발되는 경우도 있다. 이러한 증상이 나타나면 자발적으로 약물 소비를 중단하기도 한다.

대마로 인한 정신질환

대마로 인한 정신질환의 병리학적 증상은 다음과 같이 세 가지로 구분된다.

a) 급성 정신착란증 : 앞서 언급한, 단독 사용시 증상과 동일하다. 감각신경 손상, 최근 사실에 대한 기억 장애, 학대 망상, 감정실금, 기분불안정, 과민성, 공격성을 수반하며, 장기간 다량의 대마를 소비한 환자들에게서 관찰된다. 대마 사용을 중단하고 대증요법(항불안제, 항정신질환제)를 받으면 며칠 내지 한 달 내에 호전된다.
b) 정신분열적 증상 : 정신분열적 증상의 특징은 편집증적 체험이다. 여기에 학대 망상과 주변에 대한 적개심이 수반되면서 불신과 방어적 태도가 싹튼다. 착각이나 공격적 행동으로 진행되는 경우는 드물다. 의식장애나 주의력 장애는 나타나지 않으며, 인지 기능과 기억기능에는 영향이 없다. 정신분열증과 마찬가지로 사고 흐름을 따르는 것도 어려워진다. 항정신질환제를 투약하면 빠르게 회복된다. 이러한 증상은 장기간 다량의 대마를 소비한 환자들에게서 특히 자주 관찰된다.
c) 만성적 정신 장애 : 편집증이나 과시욕, 피해망상이나 과대망상으로 인한 행동 장애, 정신운동성 흥분을 수반한 폭력적 행동 등의 증상을 보인다. 이러한 정신 장애는 잠복되어 있다가 자기무시, 주의산만, 졸음증, 주의력·집중력·기억력 장애로 인한 지적 능력 감퇴 등의 증상으로 진행된다. 이와 같은 증상은 몇 달 또는 몇 년 주기로 발전하므로 항정신질환제 처방이 필요하다.

장기간 대마 사용과 정신분열증 사이에 밀접한 관계가 있는 것으로 추정된다. 일반적인 인과관계는 확실히 규명되지 않았으나, 대마는 사용량과 기간에 따라 정신분열증 발병에 분명히 영향을 미친다. 오늘날 유통되고 있는 대마 파생물의 THC 함유도가 확연히 높아졌다는 점에서 우려스럽다.

b) 신체적 증상

일시적 사용

대마의 급성 독성은 약하며, '치사량' 개념도 존재하지 않는다. 이 점에서 알코올, 아편류, 또는 정신자극제와 분명히 구분되며, 대마가 '연성' 마약으로 분류되는 근거가 되기도 한다. 실제로 대마 가공물을 사용할 때, 특히 흡연하는 경우 결막 울혈('빨간' 눈)과 동공의 미약한 확장 등이 유발된다. 몇 가지 증상을 더 살펴보자.

- 소화기계 : 대마를 경구로 복용하는 경우(케이크, 잼, 차) 위경련, 위통, 복부팽만감, 통과장애 등의 증상이 나타나고, 드물게는 간에도 문제가 생기지만, 모두 자연 치유된다.
- 호흡기계 : 대마를 흡입할 때 나타나는 호흡기 증상은 알레르기로 인한 것(천식, 기관지 협착, 기침을 수반한 자극 등)이며, 연기의 자극성 때문에 나타나는 것이다. 카나비노이드 자체는 기관지를 확장하는 성질이 있으므로 오히려 기관지 협착에 좋다.
- 심장 기능 : 일반적으로 대마를 사용하면 심장박동이 살짝 빨라지며, 기립성 저혈압(서 있는 자세에서 혈압이 떨어지는 증상)이 일어난다. 반면 만성적으로 사용하게 되면 심장박동이 느려진다. 대마는 혈관병(동맥병

증)을 유발하기도 한다.

- 전신 알레르기 반응 : 드물게 나타나며, 대개는 제조 과정에서의 감염(해시시에 곰팡이가 들어가는 경우 등)이 원인이다.

상습적인 사용

다른 약물에 비해 대마 사용으로 인한 신체적 증상은 제한적이다. 모든 증상을 다루지는 않겠지만, 우선 호흡 기능에 미치는 영향을 살펴보도록 하겠다.

대마를 담배와 혼합해서 흡연하게 되면 기도의 기능이 손상되어, 가장 먼저 기관지에 영향(지속적인 애성, 기침, 재발성 기관지염)을 미친다. 해시시 연소 과정에서는 담배와 비슷하거나 더 많은 양의 독성 물질(타르)이 발생한다. 따라서 경구 투여나 분무기 사용을 선호하는 소비자도 있다. 대마 연기를 흡입하면 폐 감염과 호흡기암이 유발된다. 대마 연기 흡입량은 담배 연기보다 평균 60% 많으며, THC가 혈액 내로 잘 투입되도록 더 깊이 흡입되므로 폐에 오래 머물게 되기 때문이다.

담배와 마찬가지로 대마를 장기간 사용하면 혈액의 산소 운반 능력, 즉, 조직으로 산소를 운반하는 능력이 감소한다.

카나비노이드 자체가 암을 유발하지는 않지만, 대마 연기에는 수많은 독성 물질(나프틸아민, 니트로사민, 벤젠, 벤즈안트라센, 벤조피렌)이 들어 있다. 특히 타르가 많이 함유되어 있어 암을 유발하는 것으로 드러났다. 장기간 대마를 사용하면 기도암에 걸릴 확률이 커진다. 여러 관련 서적에서 대마 흡입과 암 발생 간에 직접적인 인과관계가 있음을 시사하고 있다. 하지만 대마 흡입 기간과 양을 암 발생과 연결시키려면 더 상세한 역학조사가 필요하다.

c) 대마 중독

대마 상용자 가운데 중독 증상을 보이는 경우는 10% 미만으로 드문 편이다(그러나 대마 사용이 보편화되어 있다 보니 절대적 중독자수는 적지 않다). 따라서 중독보다는 유해한 사용에 관련된 문제가 더 크다고 볼 수 있다. 그렇지만 수개월간 계속해서 매일 대마를 소비하다가 중단하면 2~4일 안에 초조, 식욕부진, 구토, 수면장애, 과민성, 과잉행동, 고체온증 등의 금단증상이 나타난다.

1_ 5 사회 속에서의 대마

대마 소비는 사회 계층 전반에서 이뤄진다. 대마는 여전히 사회에 대한 일종의 저항을 상징하지만, 1970~80년대에 비해서는 저항의 의미가 퇴색되었다. 오늘날 대마는 담배와 알코올의 남용, 각종 페스티벌에서의 정신자극제, 다양한 합성 약물(케타민, GHB 등)과 환각물질 남용과 같은 선상에 있다.

2003년 프랑스에서 약 1천백만 명이 대마를 사용한 경험이 있고, 85만 명은 정기적으로, 45만 명은 매일 흡연한 것으로 추정된다[12]. 다음과 같은 경향이 반영된 결과이다. 일반적으로, 15~16세 유럽연합 청소년 16% 가량이 최소한 한 차례 대마를 소비하며, 프랑스 17세 청소년 두 명 중 한 명 이상이 이미 15세 무렵에 대마를 피워본 경험이 있다. 18세 청소년 중에서는 남자 21%, 여자 9%가 정기적으로 대마초를 소비한다[13]. 이러한 비율은 알코올이나 담배에 비해서는 미미하지만, 1990년대 초 이래 꾸준히 증가하고 있다[14]. 대마에서 더욱 중독성이 강한 약물로 단계적으로 이행해 가는 과정을 다룬 역학조사는 없으나, 이러한 자료는 경각심을 불러일으키기에 충분하다. 무엇보다, 프랑스를 포함해 유럽 내에서 대마 소비에 대한 사회와 보건 당국의 책임이 막중해지고 있다는 사실은 대마 보급에 따른 부정적 영향이 증가하고 있음을 여실히 보여준다.

---

12) 출처: 2003년 ESCAPAD (OFDT), *Drogues et dépendances, données essentielles,* 2005년.

13) OFDT, *Drogues et dépendances, données essentielles,* 2005년.

14) 국내의 경우 대마사범은 1970년대에 연예인을 중심으로 급증,사회문제화(미군 주둔지역 및 대학가로 번진 해피스모그 현상)되면서 1970년 8월에는 습관성의약품관리법으로 대마를 관리하기 시작, 1976년 4월에 대마관리법이 제정된 바 있고 최근의 대마사범은 2009년 1,111명에서 2010년 1,453명으로 증가, 30%의 증가율을 보이고 있어 마약이나 향정사범의 감소세와는 대조를 보인다. 현재는 마약류관리에 관한 법률 제2조 5호가 규제법령임.〈편집자 주〉

2. 양귀비와 아편

아편류는 천연 약물(아편, 저급 아편의 일종인 라차차rachacha) 또는 추출(모르핀, 코데인)되거나 합성된 약물(헤로인, 메사돈, 부프레노르핀 등)과 같이 광범위한 약물 일체를 포괄한다. 이 약물들은 각기 다른 중독성을 갖고 있다. 그 중에서도 뇌수막에 작용하는(따라서 뇌에 영향을 미치는) 약물은 모두 모르핀과 같은 정신활동 활성화 속성을 갖고 있지만, 그 정도는 다양하다.

2_1 양귀비

양귀비는 일년생 초본 식물로, 원산지는 지중해 연안이다. 여느 양귀비과 식물과 마찬가지로 꽃이 아름다워서 관상 식물로도 재배된다. 열매는 타원형의 삭과로, 꽃자루 끝의 볼록한 부분에 달려 있다. 열매 안에는 작은 씨앗이 수없이 많이 들어 있다. 여러 양귀비 종에서 모르핀 등의 알칼로이드를 많이 함유한 라텍스를 얻을 수 있는데, 이것이 아편의 원료가 된다. 고대로부터 glabrum(소아시아), album(인도), nigrum(유럽. 포피 꽃이라 불리며, 씨에서 기름을 추출함), setigerum(남유럽) 등 다양한 양귀비 품종이 재배돼 온 것도 이 때문이다.

라텍스는 삭과가 초록색에서 연한 노란색으로 변해 갈 무렵, 건조한 날 채취한다. 재배 지역에 따라 원형, 사선, 나선형 등 각기 다른 모양으로 삭과에 칼집을 내서 라텍스가 스며 나오게 만든다. 이때 유관까지 닿도록 깊이 칼집을 내어야 한다. 라텍스는 공기와 접촉하면 딱딱해진다. 하루가 지난 다음 긁어 모아 단단한 반죽으로 뭉치고 손으로 주무른 후 햇빛에 말리면 아편이 된다.

양귀비 재배 지역에서는 양귀비를 달여 먹기도 한다. 양귀비 탕약은 kokenaar(중앙아시아) 또는 kompot(중앙유럽, 폴란드)라 불리며, 진정 속성이 있어 애용된다.

양귀비 줄기에서는 모르핀을 추출한다. 이는 흔히 아편 대용(인도에서는 maddok이라 함)으로 흡연된다. 모르핀 자체는 마약으로 간주되지 않지만, 그 생산이나 사용은 1961년 유엔의 마약에 관한 단일 협약에 따라 특별히 규제된다.

2_2 아편

거무스름하고 잘 부스러지는 덩어리 형상의 아편을 생아편raw opium이라고 한다. 생아편은 가루로 만든 뒤 모르핀 함량이 10% 이상일 경우 약으로 쓴다. 생아편을 물에 넣고 여러 시간 끓여 불용분不溶分을 제거한 뒤 증발 건조시키면 걸쭉한 반죽이 만들어진다. 이것이 바로 '제조된' 아편으로, 흡연하거나 삼킨다. 파이프에 넣어서 흡연하면, 절반은 완전히 연소되지 않고 검고 잘 부스러지는 찌꺼기로 남는다. dross opium 또는 dross라고 불리는 이 찌꺼기는 재가공하거나 생아편에 섞어 판다. 찌꺼기와 생아편의 비율을 보고 어느 불법거래상에서 나온 것인지 구분하기도 한다.

아편에는 약 20종의 알칼로이드가 포함되어 있으며, 아편 질량의 10~20%를 차지한다. 대표적 알칼로이드로는 모르핀(질량의 2~10% 내지 15~17%)과 코데인(0.5~3%, 내지 5~6%) 등이 있다.

아편[15]은 치료 목적과는 무관하게 보통 흡연하거나 증기 형태로 흡입한다. 아편 제제를 경구로 복용하는 경우는 그보다 드물지만 의존성이 강하다. 아편을 태우면 유리염기 형태의 모르핀에서 증기가 나온다. 이 증기는 흡수가 빨라 단 몇 초 만에 뇌까지 도달한다. 따라서 경구 투여 때보다 반응이 빠르고 강력하지만, 오래 지속되지는 않는다. 아편중독자의 하루 평균 소비량은 1~30g으로 다양하다. 일반적으로 3~4g을 평균으로 본다. 모르핀 350~ 500mg을 흡입하는 것에 해당된다.

아편 찌꺼기를 모아 라차차rachacha(또는 rach')라는 적갈색의 말랑한 반죽으로 만들어 흡연하기도 한다. 이는 오늘날 각종 페스티벌에서 보편적으로 사용된다. 정신자극제나 환각제(페닐에틸아민) 복용 후 사용하면 약효가 한층 배가되며, 가격대도 부담이 없다. 강력한 진정 작용을 발휘하며, 더위나 추위, 구토와 소화기 증상을 수반하기도 한다. 약효는 한 시간에서 세 시간 가량 지속된다. 흔히 라차차에 부작용이

15) 국내의 아편중독자는 해방 이후 급증하여 1957년 4월 23에는 '마약법'이 제정 공포되기에 이르렀으나 아편중독자는 오히려 증가하였음. 현재는 마약류관리에 관한 법률 제2조 2호 법령으로 규제받고 있으며 2009년의 아편사범은 2,268명으로 전년 대비 62.9%가 증가되었음 (대검찰청 「2009 마약류범죄백서」 참고). 〈편집자 주〉

없다고 생각하는 것과 달리, 습관성과 중독성이 강해 심각한 호흡기 또는 심장 질환을 초래할 수 있다. 알코올이나 다른 항우울제(케타민)과 함께 복용할 경우 약효가 상승된다.

3. 모르핀과 헤로인

아편류 물질인 모르핀과 헤로인은 약리적 효과가 유사하다. 모르핀의 파생물인 헤로인은 특히 약효가 강해 중독증을 일으키는 경우가 많다.

3_1 모르핀

아편에서 추출된 알칼로이드인 모르핀은 진통제로 쓰이며, 남용하면 중독 증상을 유발하기도 한다. 1805년 독일의 약제사 프리드리히 빌헬름 아담 제르튀르너Friedrich Wilhelm Adam Sertürner(1783~1841)가 최초로 아편에서 모르핀을 분리하였다. 모르핀의 화학구조는 걸런드Gulland, 로빈슨Robinson과 쇼프Schöpf가 제안했으며, 그 뒤 1952년에 최초로 합성되었다. 하지만 합성 과정이 복잡하기 때문에 아편이나 양귀비에서 추출하는 편이 훨씬 간편하다.

모르핀은 특정 수용기(아편 수용기)에 결합해 작용한다. 아편 수용기들은 여러 유형의 세포막과 중추신경계 뉴런에서 분리된다. 모르핀이 특정 수용기에 결합되면 약리학적 효과로 인해 세포 속에서 효소 반응이 계속해서 일어난다.

모르핀은 중추신경계에서 고통의 역치를 높임으로써 고통을 줄이거나 아예 없애준다. 따라서 고통 자극에 무신경한 상태(통각상실)를 만들어준다는 점에서 좋은 치료제가 된다. 그러나 중독자들은 이상 황홀감, 불쾌감, 행복감, 정신적 긴장 감소 등과 같은 효과를 추구한다. 지나치게 많은 양을 사용하게 되면 경련을 일으키기도 한다. 간질 병력이 있는 경우, 위험성이 더 높다.

다음의 내용은 모르핀이 중추신경계에 작용함으로써 생기는 이상 반응들이다.

- 축동縮瞳은 중독자 대부분에게서 나타난다(반면 산동(散瞳)은 금단증상 또는 과용의 결과로 나타낸다).
- 혈액 내 이산화탄소 농도가 높아지면서 호흡중추의 민감성이 감소하여 호흡 기능 저하가 일어난다. 급성중독으로 인한 사망(과용)의 주원인이기도 하다.
- 미량이라도 모르핀을 투여하면 기침 억제, 구역질, 구토 증상이 나타난다. 구토 유발 작용은 내성이 생기면 사라진다.

모르핀은 위장 운동을 저하시키고 세로 섬유의 연동운동을 방해하는 반면 돌림섬유의 운동을 촉진시킨다. 이러한 메커니즘은 결국 변비를 유발한다(그래서 파레고릭이나 로페라마이드[16]와 같은 아편류 파생물이 설사 치료제로 쓰이는 것이다).

---

16) 로페라마이드는 혈뇌장벽을 넘지 않으므로 뇌에 영향을 주지 않는다. 오늘날 약국에서 지사제로 판매된다.

모르핀은 심장에서 정맥과 동맥을 확장시켜 기립성 저혈압을 일으킨다.

모르핀을 반복적으로 투여하면 중독 증상이 일어날 수 있다. 이 증상의 특징은 정신적 육체적 의존성은 물론 내성이 생긴다는 것이다. 따라서 모르핀은 마약으로 분류되어 있다. 모르핀 중독morphinisme은 모르핀 주사 투여[17] 남용을 가리키는 말로, 19세기에 의학 용어로 등장하였다. 19세기 당시에는 많은 의사들이 모르핀을 주로 주사를 통해 투약하도록 처방했다. 오늘날 모르핀 중독은 예외적인 현상이 되었다. 아편류 중독자들이 헤로인을 선호하기 때문이다. 헤로인 역시 중독증을 유발해 언론지상에 오르내린다.

3_2 헤로인

모르핀의 파생물인 헤로인은 바로 디아세틸모르핀diacetylmorphine 또는 디아모르핀diamorphine이다. 1874년 영국의 화학자 라이트C.R.A. Wright가 최초로 합성했고, 1898년 독일의 화학자 하인리히 드레서Heinrich Dreser가 의학에 도입했다. 드레서는 헤로인의 진통과 진해 기능이 결핵에 특효라며 '영웅적인' 치료제라고 추천했다. 그렇게 해서 이 물질이 오늘날과 같은 'Heroin'이라는 이름으로 상품화된 것이다. 헤로인이

17) 19세기 중반에 프랑스의 엔지니어 샤를 가브리엘 프라바즈Charles Gabriel Pravaz가 피하주사기를 발명하면서 주사를 이용해 약물치료를 할 수 있게 되었다. 하지만 오래지 않아 향정신성 물질의 남용과 중독을 유발하게 되었다.

인기를 끌면서 제1차 세계대전 발발 이전에 이미 수십만 명의 중독자가 생겼다. 프랑스에서는 1916년부터 마약으로 분류되었으며, 국제연맹LON에서 1923년에 최초로 국제적 규제를 마련하였다.

a) 다양한 사용법

헤로인은 주로 양귀비 경작지 주변에서 불법으로 생산된다. 헤로인은 흰색 또는 갈색의 분말로, 순도는 대부분 20%를 넘지 않는다.

헤로인은 다양한 경로로 투여 가능하다.

- 정맥주사는 위험성이 제일 크지만(강력한 약리 작용, 희석제의 독성, 감염 위험) 사용자가 추구하는 강한 약효flash를 제공한다. 사용자의 내성 정도에 따라 사용량이 달라진다. 하루에 1g을 넘는 경우도 있다.
- 코로 흡입하는 경우, 코 점막을 통해 혈액 안으로 들어간다.
- 갈색 분말 헤로인은 수연통이나 일반 담뱃대로 흡연하기도 한다. 담배나 대마초에 섞어 피우기도 한다.

헤로인 베이스héroïne base라고 불리는 갈색 분말 헤로인(크랙과 코카인의 관계와 유사)은 실제로 염화물 형태보다 지방 친화성이 커서 빠르게 작용하지만 오래 지속되지는 않는다. 흡입하면 효과가 더욱 커진다. 반면, 염화물 형태(염화수소산염)는 친수성이 커 주사를 사용해 투약하기에 적합하다. 아편류 중독은 사용법에 따라 빠르게 퍼져 나가기도 한다.

b) 약리학적 속성

헤로인의 약리학적 속성은 모르핀과 비슷하다. 그러나 헤로인은 지방 친화성이 커서 중추신경계에 쉽게 결합되므로 모르핀보다 빠르고 강력하게 작용하며 지속 시간은 짧다. 주사로 투여되고 나면 뇌 속에서 신속하게 모노아세틸모르핀과 모르핀 순서로 대사화한다[18].

c) 헤로인 사용으로 인한 임상적 증상

모르핀 사용에 따른 임상적 증상과 동일하다.

d) 헤로인 중독

헤로인 중독은 모든 형태의 고통이 교차하는 지점이라고 볼 수 있다. 무엇보다 강력한 항불안제이며, 즉효성이 있는 항우울제이기 때문이다. 따라서 헤로인 중독을 고통에 대한 응급처치로서의 자가치료법으로 보는 시각에도 일리가 있다. 헤로인은 치료 효과가 있으면서도 중독성이 크다는 점에서, 고통을 발현시키는 동시에 가려주는 이중의 역할을 한다고 할 수 있다.

헤로인 사용자는 여러 단계를 거친다. 초기 단계에는 정신적 안정감, 이상 황홀감이 유발된다. 특히 주사를 사용해 투약하면 강렬한 쾌락 등의 플래시 효과가 나타난다. 공감각 기능이 일시적으로 정지되면서, 몸 전체에서 열기가 서서히 퍼져 올라오는 것이 느껴지게 된다. 그 뒤에는 구역질, 긴장으로 인한 현기증, 심장 박동 등을 수반하는 혼미

---

18) 디아모르핀은 경구로 투여하면 뇌에 도달하기 전에 간 속에서 이미 전부 모르핀으로 변형된다. 따라서 이 경우 디아모르핀 투여는 모르핀을 투여하는 것과 마찬가지이다.

단계가 이어진다.

이 단계는 보통 몇 주간 지속된다. 이때 주사를 사용한 투약 횟수와 다양한 신체적 증상(변비, 식욕부진, 과잉발한, 불면증)이 서서히 증가한다.

중독 단계는 빠르게 정착된다. 이 단계에 이르면 안정된 상태와 약물의 지배하에 있는 상태(무력감과 의식혼탁이 대표적)가 빠르게 교차되고, 약물의 지배하에 있지 않을 때면 불안하고 공격적이 된다. 초기 단계에 묘사된 강한 쾌락이 사라지고, 일시적으로 약물 사용을 중단했을 때 나타나는 부정적인 증상('금단증상')을 예방하기 위해 약물을 소비하게 된다. 중독 상태를 유지하려면 상당한 금액(매일 100~300유로)이 필요하다. 복합 약물 소비자(헤로인+알코올, 담배, 코카인, 최면제, 신경안정제 등)의 경우, 금단증상이 정신적으로 미치는 영향력을 줄이기 위해 헤로인의 비중을 늘리면서 기분장애를 일으키게 된다. 따라서 오래지 않아 사회적으로 소외된다. 신체적 합병증(정맥주사의 상태와 관련된 감염, 영양부족 등)으로 인해 정신적 합병증(충동성, 불안정, 불안, 우울증 등)이 악화된다. 사회적 소외가 극단적으로 치닫게 될 가능성도 있다.

오늘날 전세계 인구 중 5백만~천만 명 가량이 헤로인을 사용하는 것으로 추정된다. 유럽약물중독감시센터Observatoire européen des drogues et toxicomanies에 따르면 유럽 내 헤로인 중독 인구는 75만~백만 명에 달하며, 그 중 20만 명 이상이 치환요법을 받고 있다.

프랑스에서 헤로인 소비로 인해 곤경에 처한 인구는 15만~18만 명에 이르며,[19] 적어도 한 차례 사용 경험이 있는 인구도 40만 명에 달

19) 국내에서의 서구형 마약(코카인,LSD,헤로인 등)은 1990년대에 부유층,연예인 등을 중심으로 확산된 적이 있었으나 이미 1960년 4.19혁명 직후에도 서울에만 6,000여명의 중독자가 있었고 이들의 헤로인 1일 소비량은 3,000그램에 달했다는 보고가 있음. (「경향신문」 1960년 11월 13일자 참고). 1970년대 초에도 매년 적지않은 양의 헤로인이 압수되고 상당한 국내 사용자가 있었으나 최근10년간(2000~2009)은 검거인원이 총18명에 이를 정도로 유통이 현저히 감소된 편임. (대검찰청 「2009마약류 범죄백서」참고). 〈편집자 주〉

한다[20]. 헤로인 중독자의 평균 연령은 유럽 전체적으로 높아졌다. 복합 소비 시, 대부분은 헤로인을 주로 소비하지만, 페스티벌 등에서는 새로운 소비 방식이 등장하기도 한다. 그러나 사회적으로 허용된 수준의 약물 사용자나 일회적 사용자, 지나친 사회적 소외로 인해 치료 가능성조차 불확실한 사용자는 통계에서 누락된다. 대도시 권역에서는 헤로인 소비가 줄어드는 추세이지만 중소도시와 농촌지역에서는 늘고 있다. 1990년대 중반 이래로 헤로인 사용 불시검문검색 사례가 줄어드는 현상은 헤로인에 대한, 더 넓게는 정맥주사를 사용한 마약 투여에 대한 사회적 관심이 감소했다는 증거라고 할 수 있다. 1995년 이후로 아편류(부프레노르핀, 메사돈)를 이용한 대체요법이 일반화되고, 사회적으로 허용된 수준의 약물 사용[21]이 늘고 있기 때문이기도 하다.

20) OFDT, *Drogues et dépendances, données essentielles,* 2005년.

21) 이 책 4장을 참조할 것.

4. 아편류와 대체 약물 : 부프레노르핀과 메사돈

프랑스에서는 헤로인 대체요법에 부프레노르핀과 메사돈을 처방한다. 주사를 사용한 약물 투여로 인해 바이러스성 감염(HIV, HCV)으로 피해가 늘면서 1990년대에 개발된 '위험 감소' 정책의 일환으로 대체요법이 도입되었다. 약물중독자(환자가 된)에게 약리적 기능이 있는 아편류(희석제를 쓰지 않은)를 처방하면서, 사용량을 조절하고 규칙적인 검진을 받을 것을 제안하고, 합법적인 아편류를 조달해 주며, 사회보조를 제공하는 것이다. 환자는 이 요법을 통해 직업 활동을 재개하고, 진실한 감정적 유대 관계를 회복할 수 있다. 이러한 전략에 결점이 없는 것은 아니지만, 오늘날 상당한 성공을 거두고 있다. 프랑스에서는 이 문제를 놓고 전국적 합의[22]가 이뤄지고, 치료법의 오용을 줄이려는 전문가들의 권고[23]가 있기도 했다.

프랑스 외 국가들에서도 디아세틸모르핀(또는 약리적 효과가 있는 헤로인을 살균 주사액 형태로 처방)이나 메사돈을 주사 처방하는 등 다양한 대체요법이 권장되고 있다.

---

22) 프랑스 국립보건신용평가위원회ANAES, 2004년 6월 23~24일.

23) 프랑스 국립보건신용평가위원회ANAES와 의료보건안전국AFSSAPS, 2004년 6월.

4_1 메사돈

1946년 미국 켄터키 주 렉싱턴 병원은 제2차 세계대전 중 독일 화학자들에 의해 최초로 합성된 아편류 약물인 메사돈에 대해 상세한 연구를 진행했다. 이 연구를 통해 메사돈이 모르핀 금단 증상 치료에 효과적이라는 사실이 밝혀졌다. 하지만 메사돈(상품명 : 아미돈Amidon, 돌로핀Dolophine, 페나돈Phenadon) 처방은 1960년대 초반까지 아편류 사용을 쉽게 중단하도록 투여량을 차츰 줄여나가는 방식의 단기 치료에만 한정되었다.

1962년 대사질환 전문의 빈센트 P. 돌Vincent P. Dole이 정신과 전문의 마리 니스원더Marie Nyswander, 메리 진 크리크Mary Jeanne Kreek와 함께 아편류 유지 치료전담 연구팀을 창설했다. 이들은 헤로인 중독 대체요법 가능성에 대해 최초로 과학적 연구 결과를 발표했다. 메사돈은 경구 투여 시 효과가 상당히 오래 지속되며, 이전까지 모르핀으로 유지 치료를 받아온 환자들도 성공적으로 치료할 수 있었다. 이러한 대체요법 덕분에 환자들은 아편류 약물을 끊고 사회에 재적응할 수 있게 됐다. 이 치료법은 금단 증상 없이 거의 무한정 지속될 수 있었다.

미 연방 정부는 범죄율을 줄이기 위해 메사돈 사용을 허가하는 정책을 1971년 도입했다. 그 결과, 1973년 8만 명 이상의 미국인이 매일 메사돈[24]을 사용하게 되었다. 정신건강검진 자격을 갖춘 인력이 부족

24) 국내의 경우, 1963년부터 합성 마약인 메사돈이 널리 남용되어 아편 헤로인 코데인 남용과 함께 마약중독자수가 증가하기 시작하였고 16개 제약업체가 메사돈을 주성분으로한 해열 진통주사액을 불법제조한 사건(메사돈 파동) 이듬해인 1966년에는 마약중독자가 36,000명까지 증가하였음. 현재의 메사돈은 '마약류관리에관한법률' 제2조 2호 다목에 의해 규제를 받고 있음. 〈편집자 주〉

한 데다 예산이 삭감됨에 따라 많은 일탈 사례가 발생했고, 메사돈에 대한 신랄한 비판이 쏟아졌다. 그럼에도 불구하고 전반적인 결과는 만족스러웠기 때문에 여러 국가에서도 미국의 사례를 따라 대체요법이 도입되었다[25].

메사돈은 모르핀이나 헤로인과 마찬가지로 아편양 작용제로, 약리학적 기능이 있다. 뇌에 작용하여 진정효과, 진통효과, 진해효과를 발휘하고, 구토 반사를 약화시키며(하지만 다른 아편류와 마찬가지로, 익숙해질 때까지는 구토증을 유발하는 성질이 있다), 호흡률을 저하시키고 축동을 일으킨다. 뇌하수체 등의 호르몬 변화를 유발함으로써 성욕에 영향을 미치고, 생리통을 일으킨다. 또한 변비, 구강건조증, 배뇨통, 과잉 발한, 혈압 강하(현기증과 무력감 위험), 가려움증(히스타민 분비)의 원인이 되기도 한다.

메사돈은 모르핀이나 헤로인과 마찬가지로 중독 현상을 초래할 가능성이 있기 때문에 마약으로 분류된다. 장기 치료를 받다가 중단하면 헤로인과 같은 금단 증상을 보이게 되지만, 시간적으로 더 늦게 나타난다(헤로인보다 작용 시간이 더 길기 때문).

메사돈의 안전성은 논란의 대상이 되기도 했다. 1970~80년대에 약물 과용으로 인한 사망 원인 중 대부분이 메사돈으로 인한 것이었다. 물론 이는 불법 거래망을 통해 유통된, 다른 물질과 혼합된 메사돈이었다. 그렇지만 메사돈은 원래 헤로인처럼 독성이 강해서, 치명적인 급성 중독(호흡 저하)을 일으킬 가능성이 있다.

프랑스의 경우, 대체요법의 일환으로 경구용 메사돈을 처방한다.

---

25) 2010년 12월 현재 국내에서는 대체요법을 도입하지 않고 있음.〈편집자 주〉

투여량은 다양하지만, 하루에 60에서 100mg을 투여해 헤로인에 대한 본능적 욕망을 제거하도록 하는 것이 일반적이다(이 이상의 양이 요구되기도 한다). 메사돈이 체내에 들어가면서 모르핀을 '대체'하는 것이다. 치료 기간은 정해져 있지 않지만, 환자가 사회에 재적응할 수 있을 정도가 되면 점진적으로 치료 중단을 고려해 볼 수 있다. 과거에는 투여량을 차츰 줄여나가는 방식으로 단기 치료에 메사돈을 사용하기도 했지만, 이제는 메사돈의 반감기가 연장되면서 투여량을 빠르게 줄이기 어려우므로 단기 치료에는 더 이상 사용되지 않는다.

4_2 부프레노르핀

부프레노르핀은 1970년대에 최초로 합성되고 연구된 물질로, 아편양 수용기에 부분적으로 효현제와 길항제로 작용하므로 진통 효과가 있으며, 메사돈보다 호흡곤란 위험성이 낮다. 부프레노르핀은 모르핀보다 25~40배 강력하고, 약효가 20~25시간 지속되며, 중독 증상이 미약하다는 사실이 동물 실험에서 밝혀졌다. 1978년 미국의 의사 도널드 R. 제진스키Donald R. Jasinski의 연구를 통해 부프레노르핀이 아편류 대체 요법에 효과적임이 드러났다.

프랑스의 경우, 부프레노르핀은 두 가지 치료 상황에 사용되므로 의약품 시판 허가AMM를 획득했다.

– '낮은 용량'의 부프레노르핀(상품명 : 템제직Temgésic)은 경구용과 주사

용으로 사용된다. 극심한 고통을 치료하는 데 처방된다.

– '높은 용량'의 부프레노르핀(상품명 : 서뷰텍스Subutex. 0.4mg, 2mg, 8mg으로 제조됨)은 1995년부터 주요 아편류(헤로인) 대체요법에 처방된다[26]. 설하 투여용 정제 형태로만 시판되며, 일일 최대 투여량은 16mg이다.

부프레노르핀을 이용한 대체요법의 목적은 메사돈을 사용한 요법과 유사하다(단, 투여량은 부프레노르핀 8mg 대 메사돈 60mg). 하지만 부프레노르핀의 처방과 투여가 더 유연하게 이뤄진다. 실제로 프랑스 보건당국은 모든 의사가 대체요법의 일환으로 부프레노르핀을 처방할 수 있도록 결정하였다. 부프레노르핀은 메사돈보다 중독성이 낮기 때문이다(권장량을 지켜 설하 투여하면 심각한 호흡 저하 위험성이 전혀 없고, 이상황홀감도 크지 않다). 메사돈의 경우, 종합병원이나 약물중독 환자 치료 전문 병원이 아니면 메사돈 대체요법을 시행할 수 없다. 이렇듯 프랑스는 세계 최초로 부프레노르핀 처방을 보편화한 국가이다.

부프레노르핀은 헤로인의 영향을 부분적으로 중화하고, 금단 증상을 진정시키며, 내성 위험이 없다. 여느 아편류 물질과 마찬가지로, 부프레노르핀을 투약하면 변비, 두통, 수면 장애, 구역질과 구토, 과잉 발한 등의 증상이 나타난다. 부프레노르핀은 각종 간 질환을 유발하기도 한다. 치료용으로 사용될 경우에는 위험성이 약하지만, 오용(당의정의 정맥 사용, AMM 권장량을 초과 사용)하게 되면 급성 간염과 식욕 부진, 알코올

---

26) 프랑스에서 치료 목적의 부프레노르핀 사용은 1995년 3월 31일 DGS/SP2 29호 통첩으로 관리되며, 1996년부터 국민건강보험이 적용된다.

중독, 바이러스성 감염(C형 간염)을 유발하고, 특정 약품(다양한 항레트로바이러스제 등)을 복용해야 하는 경우도 있다.

2002년 프랑스에서 판매된 서뷰텍스 8mg은 약 450만 갑에 달한다. 2003년 서뷰텍스 사용 인구는 7만 2천~8만 5천 명, 메사돈 사용 인구는 1만 천~1만 7천 명으로 추정되지만, 정확한 수치는 아니다. 아편류 대체요법을 받는 것으로 집계된 8만 3천~10만 2천 명 가운데 약 6만 명만이 지속적으로 치료를 받는다.

보건 당국은 부프레노르핀 사용의 오용(자가 치료, 설하 투여에 의한 중독, 주사나 코로 흡입), 특히 주사를 사용해 투약하는 행위를 우려한다[27].

부프레노르핀을 주사하면 바이러스성 감염이나 진균성 감염(칸디다증)이 유발될 뿐 아니라 호흡 저하와 사망 위험이 가중된다. 알코올이나 벤조디아제핀(브로마제팜, 이칼륨 클로라제페이트, 플루니트라제팜)과 혼합되면 위험성이 더 커진다. 사용자 가운데 5~40%가 이런 식으로 부프레노르핀을 투약하는 것으로 추정된다. 스테아린산마그네슘, 옥수수 전분, 구연산, 구연산나트륨 등이 첨가되면 심각한 국소 합병증(괴사성 농양, 연조직염, 정맥 혈전증)이 발생하기도 한다.

2003년, 프랑스 의약보건안전국은 높은 용량의 부프레노르핀을 사용한 치료 검진과 처방에 대한 권고를 재검토하였다. 이 기관에서는 정기 검진을 실시할 것, 헤로인의 금단 증상 발현을 예방하기 위해 투여량을 철저히 지킬 것, 담당 약사가 투여량을 분할해서(또는 매일) 처방

27) 불법으로 부프레노르핀을 구입한 사람 중 30~40%(정상적으로 처방된 부프레노르핀 사용자 중에서는 약 11%)가 정제를 가루로 만들어 정맥에 주사하며, 20% 가량은 이 가루를 코로 들이마신다.

할 것, 오용의 위험성에 대해 풍부한 정보를 제공할 것, 환자에 대한 심리적 지원을 아끼지 않고 여러 분야의 인맥을 갖춘 조직에 편입되도록 도울 것 등을 권장한다.

5. 코카, 코카인, 크랙

코카인은 코카나무 잎에서 추출한 알칼로이드로서 정신을 자극하는 속성이 있다. 코카인이나 코카인의 흡연용 파생물인 크랙은 코카인 중독증cocaïnomanie을 일으킬 수 있다.

5_1 코카와 코카 반죽

'코카' 라는 용어는 코카 나무의 잎을 가리킨다. 코카나무는 안데스 산맥을 원산지로 하는 에리트록실룸과 Erythroxylacées 관목으로, 코카인[28]을 풍부하게 함유한 잎을 얻기 위해 재배된다. 안데스 지방에서는 전통적으로 흥분 효과를 얻기 위해 코카를 씹는 관습이 있었다. 코카는 콜럼버스가 아메리카 대륙을 발견하기 이전부터 치료, 자극, 의식, 과세 등의 목적으로 널리 쓰인 것으로 추정된다.

---

28) 코카는 코카인 등 알칼로이드들을 함유하고 있다(그렇기 때문에 쓴 맛이 난다). 코카인을 가장 많이 함유하고 있는 종은 에리트록실룸과 코카나무 잎으로, 함유량은 0.5~2.5%이다. 코카인은 이 식물의 총 알칼로이드 양의 30~50%를 차지한다. 음료용으로 쓰이는 코카는 1961년 유엔의 마약에 관한 단일 협약에 따라 알칼로이드를 모두 제거한 것이다.

일반적으로 입따llipta라는 이름의, 일종의 씹는 담배를 만들어 사용했는데, 알칼리(예를 들면 감자나 바나나 분말, 석회)와 코카를 섞은 것이다. 코카인을 포함한 알칼로이드는 알칼리 환경에서 용해되고, 볼 점막을 통해 혈액에 들어가 국소 마취 작용을 한다. 무엇보다 정신 자극 작용이 강력하므로 수 천 년 전부터 관심의 대상이 되어 왔다.

코카 반죽pasta, páte-base은 코카에서 코카인을 추출하는 과정에서 얻어지는 중간물질이다. 담배와 섞거나(바수코bazuco 또는 basuco) 대마초와 섞어 흡연하면 정신 자극적 효과(코카 반죽의 코카인 함량은 40~70%로 매우 다양하다)를 얻을 수 있다. 코카 반죽은 1970~80년대에 북아메리카 지역에서 널리 사용되었다. 1980년대 초반, 반죽을 정제하는 데 쓰이던 용제가 품귀 현상을 빚자, 불법거래상들은 미국과 앤틸리스 제도 등으로 반죽 자체를 보내야 했고, 결국 코카 사용을 확산시키는 계기가 되었다.

5_2 코카인

a) 역사

독일의 화학자 알베르트 니만Albert Niemann(1834~1861)이 1860년에 최초로 코카인을 분리한 후 정제하였다. 이어 1865년에 빌헬름 로센Wilhelm Lossen(1838~1906)이 분자 구조를 밝혀내면서 코카인이 알칼로이드라는 사실이 증명되었다. 추출 기술이 발전되면서 오래지 않아 다량으로 생산할 수 있게 되었다. 피하주사를 사용한 혁신적인 치료법도 여럿 개발되었다.

생리학자 바실리 폰 안레프Wassili Von Anrep(1852~1927)가 1879년에 동물 실험을 통해 코카인이 정신활동 활성화 작용을 한다는 사실을 밝혀냈다. 이후 오스트리아 빈에서 (훗날의) 정신분석학의 아버지인 지그문트 프로이트Sigmund Freud(1856~1939)를 통해 코카인의 이점이 명확해졌다. 프로이트는 1884년 4월 30일, 처음으로 코카인을 스스로 사용했다. 복용해 보니 이상황홀감을 느꼈고, 배고픔이 완전히 사라졌으며, 위통이 없어졌다. 그는 코카인을 만병통치약으로 보았고, 열혈 신봉자가 되었다. 하지만 코카인의 '기적적인' 마취 작용을 발견한 것은 안과 의사 카를 콜러Carl Koller(1857~1944)와 생리학자 레오폴트 쾨니히슈타인 Leopold Königstein(1850~1924)이었다. 코카인은 국소적 외과 치료 시 진통제로 사용되면서 모르핀이나 아편과 같은 인기를 누리게 되었다. 하지만 그 명성은 오래가지 않았다. 1885년, 독일의 정신과 의사 알브레히트 에를렌마이어Albrecht Erlenmeyer(1822~1899)가 프로이트의 연구에 대한 비판적인 논문을 발표했고, 1886년부터 코카인 중독증 사례가 늘어나면서 독일 내에서 이를 둘러싸고 격렬한 논쟁이 벌어진 것이다. 1885년, 베를린 출신 독물학자인 루트비히 레빈Ludwig Lewin(1850~1929)은 모르핀 역시 코카인과 마찬가지로 중독증을 유발하므로 모르핀 중독자가 코카인을 사용해서는 안 된다는 내용의 논문을 발표하면서 에를렌마이어의 주장에 힘을 실어 주었다.

하지만 같은 시기에 코카인을 사용해 제조한 두 음료가 큰 성공을 거둔다. 바로 프랑스의 마리아니 와인Vin Mariani과, 미국의 전설적인 음료인 코카콜라이다. 1886년, 조지아 주 애틀랜타의 약사인 존 스타이스 펨버튼John Styth Pemberton(1831~1888)은 카페인이 풍부한 콜라 열매를 탄산수에 넣고, 코카 추출물과 여러 식물 추출물(레몬유, 오렌지유, 육두구유, 계피유, 고수유)을 혼합해 독창적인 갈증 해소 음료를 고안했다. '코카콜라'는 약국 내 음료수 판매 코너에서 판매되었다. 혁신적인 광고 시스템도 코카콜라의 빠른 보급과 성공에 일조하였다.

19세기 말에는 코카인 비강 흡입이 남용되었다. 이를 코카인 중독 cocaïnisme, cocaïnomanie이라고 부른다. 코카인 소비는 이때까지는 부유층, 의사, 약사에 국한되었으나, 실업자, 알코올 중독자, 매춘부 등 빈곤층 및 예술가들 사이에서 빠르게 보편화되었다. 이와 함께 약물로는 최초로 조직화된 불법 거래가 성행하기 시작했다. 규제가 취해졌으나 그 효과는 제한적이었고, 도리어 불법 거래와 사용이 심해지는 결과를 낳았다. 코카인 소비는 1970년대 말부터 증가하였다[29]. 남아메리카의 마약 카르텔이 과다한 생산량을 소화하기 위해 유리염기 코카인을 미국으로 수출하였던 것이다. 이와 함께 코카인의 흡연용 파생물의 일종인 크랙이 아메리카 대륙에 이어 유럽 대륙 및 다른 국가들에서도 급격히 퍼져나갔다.

현대의 코카인 소비 인구는 간략하게 두 부류로 나뉜다. 한 부류는 재정적으로 안정된, 도핑(실적과 생산성이라는 사회적 가치에 충실하게)의 일환으로 코카인을 사용하는 부류로, 간부급 직장인, 예술가, 대학생이 이에 속한다. 또 한 부류는 주로 소외계층으로, 복합 약물 사용의 일환으로 코카인을 주사하거나 크랙을 사용하는 부류이다.

---

29) 국내의 코카인 유입은 1986년 경으로 추정되며 2000년~2009년까지의 코카인 사범검거 인원은 50명 미만으로, 아시아권의 코카인 인구는 미미한 실정이다. (대검찰청 「2009마약류 범죄백서」 참고). 〈편집자 주〉

b) 생산과 사용

코카인은 코카나무 잎(코카)에서 추출한 알칼로이드이다. 잎이 커서 운반하기 어려우므로 산지에서 추출 작업이 이뤄진다. 마약 밀매꾼들은 보통 코카나무 경작지 내에서 코카 반죽을 제조한다. 그래야 수익성이 높아지고 운반도 용이하기 때문이다. 코카 반죽은 수로로 불법 조제실로 운반된 뒤 유리염기 코카인으로 가공된다.

코카인은 다른 물질과 혼합되는 경우가 많다. 소매로 거래되는 코카인 분말의 코카인 비율은 미미한 수준(3~35% 가량)이다. 구입자가 맛을 볼 때 코카인의 마취 작용을 흉내 내는 국소 마취제(리도카인, 테트라카인, 프로카인), 당류, 탄산수소나트륨, 아세트아미노펜, 아스피린(두통 예방), 비타민 C 또는 카페인(약물 복용에 따른 쇠약을 예방), 전분, 탈크, 백토, 심지어 시멘트나 스트리크닌 등의 물질을 혼합하기도 한다. 암페타민류 등 흥분제, 헤로인 등 진정제는 물론 다양한 향정신성 약품과 섞는 경우도 있다.

지금은 코카인을 경구로 투여하는 경우가 드물지만, 19세기에는 흔히 쓰이던 방식이며, 의료용으로는(추출물, 팅크제, 술) 상당히 오랫동안 사용되던 방식이기도 하다.

코카인은 점막에 쉽게 흡수되므로, 흔히 코의 점막을 이용해 코카인을 들이마신다. 코카인 분말을 여러 개의 줄ligne, rail 형태로 배열한 뒤 빨대를 이용해 코로 흡입하는 것이다. 흡입 후 2~3분이 지나면 흥분 효과가 나타난다. 코카인이 계속해서 같은 부위에 닿으면 혈관이 수축되어 국소 괴사가 일어나기도 한다.

코카인을 정맥에 주사하면 효과가 즉각 나타난다. 단독으로 투여할 경우나, 헤로인, 펜사이크리딘(뒤에서 자세히 설명할 해리성 약물) 또는 바르비탈류(강력한 최면제로, 오늘날은 마취용으로만 쓰인다)와 혼합하는 경우나 마찬가지이다. 복합 약물 사용자들이 정맥 주사를 자주 사용한다. 반면 피하 주사는 일부 사용자들skin-poppers만 사용하는 방법이다. 피하 주사는 약효를 서서히 퍼뜨리기 때문에 코카인의 '저장고'와도 같다.

유리염기 코카인base libre 형태로 증기를 흡입하는 방법도 최근 자주 쓰이는데, 이를 염기화free-basing라고 한다. 세균성 감염이나 바이러스성 감염의 위험이 없고, 희석제의 흡입을 막아준다. 이러한 형태가 바로 크랙인데, 뒤에서 더 자세히 다루도록 하겠다.

c) 약리학적 기능

코카인은 도파민 운반체를 차단하여 뇌 곳곳의 세포 외 공간 내 도파민 농도를 높여준다. 도파민 운반체란 시냅스 공간 내에서 도파민의 재흡수를 돕고, 원래 도파민을 분비한 신경세포로 하여금 도로 '회수'하게 해 주는 신경세포막의 단백질을 말한다.

d) 코카인 사용으로 인한 임상적 증상

코카인 사용에 따른 임상적 증상은 대부분 교감신경계의 강력한 자극 때문에 생긴다. 투여 방법에 따라 증상이 달라진다. 크랙을 소비하거나 코카인을 주사로 투여할 때 심장, 신경, 호흡기, 정신적으로 가장 심각한 증상이 나타난다.

– 심혈관 독성 : 중추신경계를 흥분시키고 교감신경을 긴장시켜 혈관 수축을 야기한다.
근육성 세동맥 협착으로 인한 급성 횡문근융해가 일어나거나, 혈액 공급을 원활히 받지 못한 조직(손가락, 발가락, 장, 척수 등의 허혈)이 괴사되기도 한다. 대표적 예로 비중격 괴저가 있다.
코카인을 소비하면 심장박동과 심수축성이 증가하고, 심박동 장애 위험성도 커진다. 심근은 본래 많은 산소를 필요로 하는데, 코카인을 투여하면 심근의 산소 요구량이 더 늘어난다.
혈관 수축과 심장에 직접적으로 영향이 미치면서 발작성 악성 고혈압이 유발되기도 한다. 또한 폐출혈과 뇌출혈, 대동맥 박리 등이 일어날 가능성도 있다.
급성 심장발작은 대부분 관상혈관 수축으로 인한 심근허혈에 기인한다. 실제로 코카인은 관상동맥연축과 혈전증을 일으키는데, 이런 속성 때문에 젊은 코카인 소비자(특히 담배 소비량이 많은 코카인 소비자의 경우)가 심근경색을 앓게 되기도 한다.

– 신경계 독성 : 이동성 두통이 나타나는데, 이는 지주막하 출혈의 초기 증상이기도 하다. 코카인은 다른 국소 마취제와 마찬가지로 간질 발작 역치를 낮추기 때문에 잦은 경련을 유발한다. 도파민 운반체가 차단되면서 고체온증이 나타날 수 있다.
– 폐 독성 : 많은 코카인 소비자가 호흡기 증상(기침, 객혈, 강렬한 흉통, 호흡 곤란)을 호소하지만, 폐 관련 합병증(세로칸기종, 공기심장막증, 일산화탄소 확산 능력, 폐포 출혈)은 코카인보다는 크랙과 상관 관계가 있다.

주사나 흡입 직후에 급성 폐부종이나 흡인성 폐렴(멘델슨 증후군 syndrome de Mendelson)이 나타날 수 있다. 몇 시간 내에 사망하기도 하지만, 증상이 자연 소실되는 경우도 있다.

– 신장 독성 : 주요 증상은 혈관 수축에 의한 허혈이다. 급성 중독 시 급성 신부전이 발생하기도 한다.

– 정신적 합병증 : 적은 양의 코카인을 우연히 복용한 경우, 이상황홀감, 행복감, 관계 순화, 과잉 각성이 유발되며, 정신 활동이 활발해진다. 불면증을 겪기도 한다. 이러한 단계를 러시rush(쾌감의 쇄도)라고 한다. 짧은 기간 동안 반복해서 복용하다 보면 약효가 떨어질 무렵에 불안함을 느껴 다시 복용하는 경향이 있다. 이 같은 우울증 단계는 크래시crash(추락, 붕괴)라고 한다.

많은 양을 복용하면 극심한 정신운동성 초조에 시달리게 되며, 여기에 망상적 관념(박해감, 감각적 착각, 기억 상실)이 동반된다. 코카인 주사나 크랙 흡입 후에 폭력 행동이 보고되기도 한다.

사용을 억제할 수 없는 단계에 이르면 극심한 성격불안장애(불쾌감)가 유발된다. 감각적 착각과 편집증적 해석 망상이 나타나며, 공황발작이 잦아진다. 우울증 단계가 조증, 불면증, 기억상실과 번갈아 나타난다.

– 급성중독 : 치사량은 경우에 따라 다르다. 보통 경구 투여 시에는 1.2~1.4g, 정맥주사나 크랙 형태로는 700~800mg이나, 몸이 약한 경우, 20~40mg 투여 후에 사망하기도 한다. 급성중독 시 대증요법을 쓰지 않으면 심장 마비나 호흡 정지가 일어날 수 있다. 혈압 상승(혈

관수축)으로 인해 뇌경색과 지주막하 출혈이 야기되기도 한다.

- 내성 : 이상 황홀감과 행복감, 식욕억제 효과와 성욕 증가 등 일부 효과에 대해서만 내성이 생긴다. 내성은 개인의 반응성에 따라 달라진다. 심장에 미치는 효과 등 다른 효과에 대해서는 오히려 반응성이 증가하기도 해, 심지어 약물을 끊은 후까지 지속되기도 한다(심박동 장애).

- 의존성 : 대부분은 금세 코카인에 대한 통제력을 잃게 된다. 코카인은 긍정강화[30]를 가장 민감하게 유발하는 약물로 동물 실험에서 밝혀졌으며, 따라서 중독성이 매우 높다.

  금단 증상(무쾌감증, 활동 감소, 무동기 증후군)은 1~5일 정도 행복감이 지속된 뒤에 나타난다(따라서 이러한 증상은 금단 초기의 우울한 단계와 시차를 두고 나타난다). 알코올과 마찬가지로, 코카인 금단에 따른 신체적 증상은 반드시 임상적으로 관찰되지는 않는다.

5_3 크랙

크랙(흡연 시 결정들이 깨지는 소리를 내는 데에서 유래한 의성어)은 유리염기 형태

---

30) 어떤 자극이나 물질이 그에 따른 행동 반응을 재현하게 하는 확률을 높여준다면, '강화' 작용을 한다고 할 수 있다. 대부분 약물은 사용자에게 강박적인 소비 욕구를 불러일으킨다는 점에서 '강화' 속성을 갖는다.

의 코카인(염산염 또는 황산염 등 염화물 형태의 코카인에 대응되는 형태)을 가리킨다. 크랙은 주로 흡연 된다. 조각(일명 '바위rochers' 또는 '조약돌cailloux')으로 나누기 쉽도록 일종의 '전병galette' 형태이며, 코카인 순도는 85%에 달한다. 파이프에 넣거나 알루미늄 포일foil로 싼 다음 가열해 연기를 흡입한다[31].

연기를 흡입하게 되면 코카인이 폐포를 통해 혈액으로 퍼진다. 효과는 정맥주사 시보다 빨리 나타난다. 동맥혈이 폐에서 나와 심장과 대동맥을 지나 곧바로 뇌에 이르기 때문이다(정맥 회로는 무시된다). 흔히 크랙과 기타 향정신성 물질을 섞어서 흡연한다. 담배에서 내용물 일부를 비워낸 뒤 대마초와 크랙(또는 암페타민이나 펜사이크리딘)을 섞어 채운 것을 블런트blunt라고 한다.

크랙의 효과는 1분 안에 나타나지만(코카인 분말을 코로 들이마시면 15분~30분 후에 효과가 느껴진다), 효력 또한 약 10~15분 정도로 짧게 지속된다(반면 코카인을 코로 흡입하면 한 시간 이상 지속된다).

크랙 사용자crackheads, crackmen, chasers는 정맥주사 시보다 강한, 번개가 치는 듯한 강렬한 효과flash를 추구한다. 그러나 이러한 효과는 오래 지속되지 않기 때문에, 사용자는 강박적으로 되풀이해 크랙을 찾게 되는데, 이때 몇 시간 내지 며칠 간은 자주 투여하다가(일명 폭주binge 단계), 또 며칠 동안은 약물을 멀리한다. 이 단계는 육체적 성적 전능감, 사고 흐름의 가속, 정신운동성 초조, 충동적이고 공격적인 반응을 수반한다.

---

31) 드물게는 식초나 레몬즙(산성매질)을 섞은 물 속에 녹여 정맥주사하기도 한다.

크랙 사용으로 인한 증상은 코카인 분말 사용의 증상이 악화된 형태로 나타난다. 특히 혈관 수축, 근육 괴사, 심박동 장애, 협심증이나 심근경색 등의 위험성이 상당히 크다. 하지만 코카인 분말 사용 시에서 볼 수 없는 고유한 증상이 나타나기도 한다. 바로, 호흡 곤란과 격렬한 고통, 경우에 따라서는 고열을 수반하기도 하는(일명 '크랙 폐' 증후군crack lung) 폐병변이다. 폐출혈이 있게 되면 곧바로 생명을 잃을 수도 있다. 빠르게 생명을 위협할 수도 있다. 크랙 소비 후 사망하는 경우, 주요 사인은 심근경색이다. 크랙은 코카인성 급성 중독 증상으로 사망에 이르는 사례 대부분을 차지한다.

크랙 사용자는 매우 빨리 의존성을 보이게 되며, 대부분 소외계층에 속하므로 크랙 독성에 의한 피해가 한층 심화된다.

6. 암페타민

암페타민(Alpha MéthylPHenEThylAMINE의 약어)은 화학적 약리학적으로 서로 유사한 성질을 갖는 암페타민류 또는 속칭 스피드speeds의 우두머리격이다. 암페타민류의 효과는 코카인이나 크랙과 비슷하지만, 지속력이 높다. 암페타민류 가운데에서도 가장 강력한 물질은 메스암페타민métamphétamine[32)]의 우선성 이성체인 덱스암페타민dexamphétamine(덱스트로메트암페타민dextrométamphétamine이라고도 함)이다. 이 물질은 기본 형태이기도 한 분무용의 경우 meth ice 혹은 glass('얼음' 또는 '유리'라는 뜻으로, 결정 모양이라는 데에서 나온 이름), batu, shabu, 동남아시아에서는 ya-baa라는 이름으로, 염화물 형태의 경우 crank나 crystal이라는 이름으로 판매된다. 암페타민류는 주사하거나 코로 들이마시기도 하지만 – 이때 정맥이나 코 점막에 통증이 느껴진다 – 크랙처럼 파이프나 담배에 넣어 연기를 마시기도 한다.

32) 메스암페타민은 속칭 '히로뽕'으로 알려져 있으며 '히로뽕'은 2차대전 중 대일본제약주식회사에서 생산된 각성제의 상품명인 'Philopon'의 일본식 발음임. Philopon은 희랍어 'Philoponos=일하는것을 사랑한다'에서 따왔다.〈편집자 주〉

6_1 역사

에페드린éphédrine에서 합성된 물질인 암페타민류는, 페닐이소프로필라민phénylisopropylamine이 1887년에 최초로 합성되는 등 그 역사가 깊다. 하지만 1927년에 가서야 영국의 약리학자 고든 A. 알레스Gordon A. Alles가 메스암페타민(1919년에 합성됨)이 혈압을 높여주며, 코 충혈 제거에도 효과적이라는 사실을 동물 실험으로 밝혀냈다. 메스암페타민은 1932년에 미국에서 벤제드린Benzédrine이라는 분말 형태 약품으로 출시되었는데, 이 약품을 복용한 환자들은 불면증을 호소했다. 덱스암페타민의 흥분 효과는 제2차 세계대전을 계기로 알려졌다. 피로감을 줄여주거나 없애줌으로써 독일군이 1941년에 발칸 반도를 차지하는 데 한몫을 했고, 영국 공군이 영국 본토 항공전에서 승리를 거두는 데에도 일조했던 것이다. 또 일본군 가미카제는 위험한 임무 수행을 위해, 미군 조종사들은 태평양 전투 시 각성 상태를 유지하기 위해 이 약물을 복용했다.

종전 후에는 비만과 피로 증상 치료용 식욕억제제로 대표적 암페타민류(암페타민: 상품명 벤제드린, 오르테드린Ortédrine, 덱스암페타민: 상품명 덱세드린Dexédrine, 맥시톤Maxiton)가 처방되기 시작했다. 대학가에서는 졸음을 일시적으로 쫓아주는 각성제로 큰 인기를 끌었다. 1959년에 미국에서 벤제드린 주사로 인한 최초의 중독 사례가 보고된 이후 중독 사례는 계속해서 급속히 증가되었다.

6_2 약리학

암페타민류는 간접적인 교감신경 유사물질로서, 주로 아드레날린성 시냅스와 도파민성 시냅스에 작용한다[33]. 암페타민류는 아드레날린과 도파민 등 신경전달물질을 저장하고 있는 소포체가 시냅스 공간으로 이동하도록 도와, 결국 신경전달물질 분비를 증가시키고, 재흡수 과정을 방해한다. 암페타민류 중에는 도파민 등을 파괴하는 모노아민산화효소의 활동을 억제하는 것도 있다. 이렇듯 각성 효과가 있는 암페타민류에는 신경전달물질 분비 뉴런을 고갈시키는 속성이 있다. 활력, 식욕억제, 각성 효과 등의 약효가 지속되는 동안, 뇌에서 뉴런의 신경 활동이 촉진된다. 약효로 인해 신경물질의 양이 현저히 늘어난 상태이므로 뉴런의 신경 활동 역시 활성화되는 것이다. 약효가 오래 지속되면, 결국 신경자극 전달이 원천 봉쇄되면서 뉴런이 고갈되고 만다. 따라서 처음 느꼈던 황홀감과 달리 우울증세가 나타난다.

암페타민류의 효과는 코카인(05.~1시간)보다 훨씬 길어, 보통 3~6시간 지속된다. 메스암페타민의 경우는 흡연하면 효과가 더 길어진다.

33) 페밀에틸아민류(엑시터시 등)은 세로토닌성 시냅스에 우선적으로 거의 특정하게 작용한다.(뒤에오는 내용 참고)

6_3 암페타민류 사용으로 인한 임상적 증상

암페타민을 투여하면 신체적 정신적 위험에 노출된다.
신체적 증상을 보면, 심장박동이 빨라지며, 출혈(뇌, 폐) 위험을 동반한 고혈압, 심박동 장애를 일으킬 수 있다. 약물의 혈관수축 특성으로 인해 고혈압이 악화된다. 또한 호흡이 가속되고 기관지가 팽창된다. 내성은 빠르게 나타나는데, 이러한 증상들의 파급효과를 제한하는 경향이 있다.

정신적 증상의 경우, 잠이 줄거나, 심하면 잠이 아예 오지 않는다. 각성 상태가 되며, 피로감이 줄어들고 배고픔을 느끼지 않는다. 대학생들과 운동선수들은 황홀감과 흥분을 느끼기 위해 암페타민류를 사용한다. 이러한 상태는 오래가지 않으며, 얼마 지나지 않아 실의 단계가 온다. 이 단계에서는 과민성, 우울증, 나른함, 공격성을 수반한 정신병적 반응이 나타난다.

암페타민류는 대체로 중독성이 매우 높지만 분자 구조에 따라 정도가 달라진다. 중독성은 특히 정신적 차원에서 나타난다. 암페타민류를 정기적으로 소비하면 '암페타민 정신병psychose amphétaminique'이라 불리는 중독증상이 나타난다. 이상황홀감, 조증, 판단력 손상, 성욕 증가 등이 이에 해당한다. 공격성으로 인해 자신이나 타인에게 폭력을 행사하는 경우도 있다. 암페타민류에는 식욕억제 기능이 있어 계속해서 소비하면 체중이 줄어든다. 만성 불면증 증상의 경우, 예전에는 바르비탈류[34)]를 사용해 증상을 완화시켰지만, 오늘날은 벤조디아제핀, 대마초, 아편류, 알코올 등을 선호한다.

암페타민류 물질들은 정신적 중독성과 독성이 강하므로 프랑스에서는 이미 1967년 10월 2일 법령에 의해 마약으로 분류하기 시작했다(처방전 없이 구입 가능한 예외 조항은 1955년에 삭제되었음)[35]. 반면, 당시 WHO의 마약 목록에는 암페타민류가 포함되지 않았다. 암페타민류 식욕억제제는 중독성이 강하지는 않지만 1997년 이전에 서서히 시장에서 사라졌다.

---

34) 합성 최면제로, 신경, 간, 심장 독성과 중독을 유발하는 것으로 알려져 있다.

35) 국내의 필로폰(메스암페타민)은 1950년대 일본내부의 밀조 밀매 단속을 계기로 1960년대에 한국으로 밀조 밀매가 이전되면서 일본으로의 밀수가 시작되었고 이를 단속하기 위해 1970년 습관성의약품관리법이 제정되면서 규제가 시작됨. 이러한 단속을 계기로 1970년대부터 국내유통이 확산되면서 1980년에는 '향정신성의약품관리법'이 제정되었으나 1988년에는 필로폰 사범이 3,320명까지 급증하게 되었으며 밀조 주요 생산국이었던 한국이 1990년대부터는 밀조단속에 의한 가격상승으로 외국산 메스암페타민이 밀반입되기 시작함. 2000년 1월 부터는 '마약류관리에 관한 법률' 제2조 제4호 나목에 의해 규제를 받고 있음.〈편집자 주〉

7. 엑스터시

엑스터시의 화학적 성분명은 3,4-메틸렌디옥시메스암페타민méthyléne-dioxy-3,4-méthamphétamine(약어로는 MDMA)으로, 제조 과정이 쉬운 편이다. 오늘날 불법 제조 현장 발각이나 대규모 압류 시 언론지상을 떠들썩하게 장식하곤 한다.

7_1 역사

MDMA(일명 사랑의 알약pilule d'amour, E, XTC, Adam 등. 이러한 이름은 좁게는 MDMA 자체를, 넓게는 화학적으로 유사한 구조를 가진 암페타민류를 가리킨다)는 1912년에 최초로 합성되었다. 1970년대 미국 캘리포니아에서 처음으로 심리치료 보조제로서 사용되기 시작했으나, 본래 용도와 무관하게 신비체험을 일으킨다는 사실이 밝혀지기도 했다. MDMA는 미국에서는 1970년대부터, 유럽에서는 1980년대부터 '기분전환용' 약물로 널리 사용되었는데, 젊은이들이 레이브 파티raves에서 강한 리듬의 테크노 음악에 맞춰 향정신성 약물들과 섞어 사용하였다. 프랑스에서는 1986년에 마약으로 분류되었다[36].

7_2 형태

엑스터시는 일반 암페타민류와 마찬가지로 1990년대부터 각종 페스티벌과 도시권에서 대중화되었다. 엑스터시 알약은 원색에 로고가 찍혀 있거나, 흰색 또는 갈색인 경우도 있다(여러 문양이 찍혀 있기도 하다). 연질 캡슐 형태 엑스터시도 있다. 암페타민류, 카페인, 코데인, LSD를 첨가하기도 하며, 미국에서는 펜사이크리딘과 섞어 제조하기도 한다. 상품화된 엑스터시에는 보통 MDMA 외 기타 분자 성분이 첨가된다. 수십 종의 엑스터시에 유당, 소르비톨, 카페인 등 전통적인 희석제와 MDEA, 암페타민류, MDA, MBDB 등이 들어 있다.

엑스터시 알약의 MDMA[37] 함량은 50~150mg이다. 알약을 통째로 삼키거나 물에 녹여 삼키기도 하지만, 코를 이용하는 방법(알약을 부순 뒤에 흡입하거나 가열해서 연기를 들이마시는 방법)을 더 자주 쓴다. 주사는 암페타민류의 경우와 마찬가지로 소외계층에서 주로 쓰이는 방법이다.

---

36) 국내에는 1999년부터 외국에서 밀반입되기 시작하였으며 유학생 및 해외교포에 의해 확산된 신종마약으로 2000년 7월부터 마약류로 지정됨. 〈편집자 주〉

37) MDMA는 2003년에 프랑스 독성 및 물질 식별 국가 체계SINTES의 샘플 중에서 가장 자주 관찰된 분자이다. 알약 형태 샘플 가운데 80% 가량에서 발견되었다. 평균 함량은 알약 한 정 당 66mg이다(최소치와 최대치의 격차는 1~268mg에 이른다. 인간의 최소치사량은 1.5mg/kg이다). 두 번째로 많이 관찰된 물질은 암페타민과, 암페타민류의 최초 희석제인 카페인이다.

7_3 약리학

MDMA는 세로토닌 효현제로서, 세로토닌의 분비를 촉진하며 합성을 억제하고, 전시냅스성 세로토닌 재흡수를 차단한다. 이렇게 되면 세로토닌의 효과가 연장된다. MDMA 복용 후에 우울증세가 나타나는 것은 뇌에서 세로토닌의 농도가 떨어지는 것과 관련이 있다. MDMA는 도파민 분비 체계를 교란시키기도 한다.

많은 양의 MDMA를 계속해서 투약할 경우 세로토닌성 뉴런이 파괴된다는 사실이 동물 실험에서 확인되었지만, 정확한 메커니즘은 규명되지 않았다. MDMA가 인간에게서 뉴런을 퇴화시킨다는 사실은 아직 명백히 증명되지는 않았지만, 여러 실험 결과가 이 같은 가설에 힘을 실어주고 있다.

7_4 엑스터시 사용으로 의한 임상적 증상

MDMA의 구조는 메스카린, 암페타민과 유사하다. MDMA는 환각제인 동시에 정신자극제이기도 하다. 복용 후에는 성욕 증가, 심리적 육체적 접촉 욕구 증가 등 사회적 탈억제 증상이 나타나며, 불안이 감소되고 방어적 성격이 약해진다. 이렇듯 MDMA를 복용하면 사교성이 제고되면서 성욕이 증가하기 때문에, 엑스터시는 연인들의 암페타민 speed for lovers 또는 '사랑의 알약' 으로 불리기도 한다. 50~200mg 가량을 투약하면 어느 정도 효과가 나타나고, 양을 늘리면 LSD와 유사한 감각적 착각이 일어난다. 일부 만성 사용자의 경우, 하루에 엑스터시를 몇 알씩 복용해도 급성 증상이 전혀 나타나지 않기도 한다.

MDMA를 150mg 가량 투약하면, 약 30분간 방향 감각을 상실하고, 때로는 발작적 경련(특히 턱 근육) 증상을 보이기도 한다. 이 단계가 지나면 3~6시간에 달하는 황홀 단계가 온다. 이때 타인과의 소통이 개선되며, 피로감과 기억 장애가 사라진다. 황홀 단계에 이어 약 8시간 동안 우울증세가 지속되기도 한다. 정신적 증상으로는 공황발작, 신경과민, 불안, 편집증 증상을 동반한 정신병적 증상 등이 나타난다.

투약 후에 나타나는 주요 증상에는 '숙취감', 졸음, 근육통(특히 턱), 집중력 저하, 불쾌감 등이 있다. 일부 사용자들은 일회 분량을 투약한 뒤 수 주 동안 불안 상태가 지속된다고 호소하기도 한다. 다른 물질(알코올, 대마초)을 함께 사용해도 효과가 강화되지는 않지만, 중독성이 생길 수 있다.

엑스터시를 장기간 사용할 경우 뇌와 지능에 어떤 영향을 미치는지는 아직 완벽히 규명되지 않았다. 보통 불면증과 지적 집중력 저하 외에도, 편집증적 반응, 학대 망상, 공황 발작, 우울증, 플래시백 등의 정신병적 증상이 나타나기도 한다. 엑스터시가 유발하는 정신병적 장애와, 약물 복용 이전부터 가지고 있거나 잠재하고 있던 문제를 구분하기가 어려운 경우가 많다.

고혈압, 부정맥, 혈액 응고 장애 등으로 인해 뇌출혈이 일어나기도 한다. 간과 신장에는 거의 영향이 없다. 간 독성은 MDMA 자체의 문제이기도 하지만, 합성이나 희석 과정에서 들어간 불순물 때문일 수도 있다.

엑스터시는 특히 고혈압을 발생시키는데, 레이브 파티의 특별한 상황(군중, 체온 상승, 격렬한 장시간 육체 활동, 탈수)에 의해 악화된다.

엑스터시 독성에 대한 특별한 해독제는 없다. 대증요법을 사용해 체온을 낮추는데, 레이브 파티장에 냉방시설을 갖춘 공간chillout rooms을 마련해 놓는 경우도 있다. 근육이 과도하게 긴장되었을 때는 댄트롤렌(상품명 : 댄트리움Dantrium), 항경련제, 벤조디아제핀benzodiazepine등 진정제를 투여하는 것이 좋다.

7_5 2C-B

2C-B는 미국의 화학자 알렉산더 슐긴Alexander Shulgin이 1974~75년에 4-브로모-2,5-디메톡시암페타민2,5-diméthoxy-4-bromoamphétamine(DOB)의 동족체들을 연구하던 중에 합성하고 시험한 물질로서, 엑스터시와 마찬가지로 환각제, 공감제empathogénes[38], 각성제, 환각제와 같은 속성을 지닌 향정신성 물질이다.

2C-B는 1980년대 후반에 미국의 각종 페스티벌에 등장해 Nexus, Eve, Venus, Erox라는 이름으로 알려졌다. 오래지 않아 엑스터시를 대체하게 되면서 XTC라고 불리기도 했는데, 이는 원래 엑스터시의 속칭이기도 하다. 유럽에는 1995년, 프랑스에는 2001년에 상륙하였다. 주로

38) 개인의 고유한 공감 능력, 즉 다른 사람의 입장에 스스로를 대입해 보고, 다른 사람의 입장에서 느끼는 능력을 강화시키는 약물을 뜻하는 신조어이다.

암페타민류나 카페인 등이 혼합된 정제 형태로 유통된다. 정제 당 2C-B 함량은 5~20mg이다.

2C-B의 약리학적 효과는 투여량에 따라 달라진다. 코로 흡입하는 경우, 경구 투여 시보다 투여량이 1/3 정도 줄어든다. 일반적으로 집중력과 운동 협조, 소화 기능에 문제가 생기고, 코로 들이마시는 경우 코에 통증을 느끼며, 심혈관 기능에도 문제(빈맥, 고혈압)가 생기고, 중추성 증상(고열)이 발생한다. 이 같은 증상들은 2C-B의 교감신경 흥분 작용(암페타민류와 유사한 구조)과 연관이 있다. 그러나 2C-B 사용자들은 주로 '물결치듯 들끓는다' 고 묘사되는 생생한 환시, 관능적 성적 흥분 등을 추구한다. 2C-B는 메스카린과 구조적으로 유사하므로, 3~6시간 동안 정신 이상을 발현시키기도 한다.

2C-B는 케타민, GHB, 살비아 디비노럼, 다양한 페네틸아민류와 혼합해서 사용한다.

2C-B는 중독성은 없으나, 짧은 기간에 여러 번 투여하면 효과가 현저히 떨어지는 경향이 있으므로 초급성 내성을 일으킨다. 반면, 투여량을 늘리면 바로 심각한 정신 이상 증상(기분 장애, 공격성, 정신병적 증상)이 나타나므로 위험한 물질로 간주된다.

2C-B는 2001년부터 국제적 규제를 받게 되었고, 프랑스에서는 2002년에 마약으로 분류되었다[39].

---

39) 1999년부터 대부분의 나라에서 마약류로 지정되었으며 국내에서도 2001년도부터 마약류(향정신성의약품)로 지정되어 '마약류관리에 관한 법률' 제2 조제4호 나목에의해 규제를 받고 있다. 〈편집자 주〉

8. 카트

카트는 노박덩굴과Catha edulis에 속하는 관목으로, 동아프리카와 아라비아 반도에서 자란다. 에티오피아와 예멘에서는 해발 1000~2000m 지대에서 경작된다. 카트 잎은 신경자극제로 사용된다(일명 '아비시니아 사람들의 차thé des Abyssins' 또는 '아라비아의 차thé d'Arabie'). 어두워질 무렵에 가지 끝부분과 새싹을 잘라 다발로 묶어서 포장해 신선함을 최대한 유지할 수 있게 한다. 신선함은 카트의 질을 좌우하는 중요한 요소이기 때문이다.

잎은 피침 모양으로, 톡 쏘는 맛이 나며 향기롭다. 보관이 어렵기 때문에 생잎을 씹거나 차로 우려내 소비한다. 예전에는 아프리카의 뿔(소말리아 반도) 주민 상당수가 카트 잎을 즐겨 씹었다(이슬람교에서 알코올을 금하기 때문에, 카트 잎이 유일한 기분전환 거리였던 것이다).

1963년, 화학자인 프리벨H. Friebel 브릴라R. Brilla가 카트 잎에서 미지의 불안정한 향정신성 알칼로이드인 카티논에서 카트를 분리하는 데 성공했다. 카트 잎이 마르거나 곰팡이가 스는 경우, 혹은 노화되는 경우, 카티논이 카틴으로 변하는데, 카틴은 효력이 떨어진다. 그렇기 때문에 새싹을 선호하는 것이다. 카티논과 카틴은 체내에서 노르아드레날린(노르에피네프린)으로 변하는데, 카티논은 카틴과 달리 매우 빠르게 변한다.

약리학적으로 볼 때 카티논과 카틴은 구조적으로 유사한 암페타민류와 같이 신경계에 작용한다(또한 카티논과 카틴을 남용하면 암페타민류와 비슷한 내성을 유발한다). 잎을 씹으면 효과가 빠르게 나타나는데, 처음에는 활력과 황홀감이 느껴지고, 이어 불면증과 식욕부진을 동반한 우울증 단계가 온다. 암페타민류와 유사한 여느 물질처럼, 카트 역시 심박률 증가, 혈압 상승, 혈관 수축, 호흡 증가와 산동, 고체온증 등을 유발한다. 카트 잎은 마취 기능도 약간 갖고 있다. 많은 양을 만성적으로 소비하면 기분 변화, 공격성, 심혈관 발작, 통과장애(카트 잎 속에 많이 함유된 타닌 때문)와 성욕 감소가 일어난다.

카트는 신체적 의존성은 없지만 정신적 의존성은 상당하다. 또 재배 지역 주민들의 영양 부족을 심화시키는 등 주요한 사회 문제를 유발하므로 엄격히 규제된다. 1977년까지 프랑스에 속해 있던 지부티에서 카트 소비에 따른 사회 문제가 발생하자, 프랑스는 1957년에 카트를 마약으로 분류하였다. 하지만 카트는 오늘날까지도 에티오피아를 통해 구 프랑스령 아파르와 이사스(현 지부티 공화국)로 유입된다. 프랑스에서는 여전히 금지 약물이다(1988년 법령). 카틴은 여러 나라에서 비만 보조 치료와 같은 일반약품 형태로 판매된다. 카틴은 카트나 카티논과 달리, 마약이 아니라 향정신성 물질로 분류되어 있다.

9. 환각제

환각제hallucinogène[40]라는 이름은 라틴어 *hallucinare*(착각하다, 횡설수설하다)에서 온 것으로, 감각 지각, 사고의 흐름, 기분 등의 변화를 일으키는 물질을 가리킨다[41]. 대부분 식물성이거나 식물에서 추출한 알칼로이드이나, 화학적으로 합성되기도 한다. 보통 다음과 같이 구분한다.

- 페닐에틸아민류 : 메스카린, STP 외에도 엑스터시 등 다양한 암페타민 파생물이 여기에 해당된다(이러한 물질들은 분류가 쉽지 않다. 정신이상 발현 효과가 분자 구조나 사용량에 따라 현저히 달라지기 때문이다. 예를 들면, 일반적으로 엑스터시는 메스카린과 달리 환각제로 분류되지 않는다).

- 인돌 파생물 : 디메칠트립타민(DMT), 싸이로신과 싸이로시빈, 부포테닌 등 트립타민 파생물이 여럿 포함되어 있다. 카보닐기를 가진 인

---

40) 프랑스의 정신과 전문의 장 들레와 피에르 드니케가 1959년에 제안한 향정신성 물질 분류법에서는 '정신이상 발현제'라는 용어를 사용하였다.

41) 아편류, 일부 마취제, 알코올, 코카인 등의 약물도 환각 증상을 유발할 수 있지만, 주 효능은 아니다. 일부는 약물 중독자가 사용을 중단할 경우 간접적으로 환각 증상을 야기한다. 알코올 중독자가 금주 시 나타나는 진전섬망delirum tremens이 이에 속한다. 그렇다고 해서 이러한 약물들을 환각제로 보지는 않는다. 복용 시 상황(공복 여부, 호흡 상태 변화에 따른 혈액 산성도 변화)에 따라 환각을 수반한 정신 장애가 발생하기도 한다. 인류학자들은 이를 화학 물질 사용과 비교하기도 한다.

돌 파생물도 있다. 아야우아스카ayahuasca의 주성분이기도 한 하르말린harmaline이 이런 경우이다. 디에칠아미드LSD 등 리세르그산 아미드류와 이보게인 등 식물성 알칼로이드도 인돌 파생물에 포함된다.

- 그 밖의 분자 구조를 지닌 환각제로 항콜린 작용을 하는 글리콜 에스터, 가지과 알칼로이드(벨라돈나, 독말풀 등), 무시몰muscimol, 카바kawa(오세아니아의 향정신성 식물)에 들어 있는 메티스티신, 대마초에 포함된 테트라하이드로칸나비놀 등이 있다.

환각제가 뇌 뉴런에 작용할 때 아세틸콜린, 도파민, 노르아드레날린, 세로토닌[42] 등 여러 신경전달물질이 개입하게 된다. 특히 세로토닌의 개입이 활발한데, 환각제는 두뇌피질에 풍부하게 들어 있는 수용기 그룹인 5-HT2 타입 세로토닌 수용기의 효현제로 작용한다.

환각 증상은 상황, 사용한 약물의 성질과 양, 다른 약물과의 혼용 여부, 사용자의 정신질환 병력, 스스로 체험을 유도하는 능력 등에 따라 달라진다. 다음과 같이 나타날 수 있다.

- 인위적 정신질환성 체험 : 공황 공포, 망상적 확신, 논리적 사고 정지, 우울증 등이 나타나며, 자신과 타인 모두에게 공격적 행동을 하기도 한다.
- 인지적 체험 : 비정상적으로 사고가 명료해지는 기분이 든다.
- 심미적 체험 : 감각지각의 변화와 환각에 의해 나타나는 증상이다(예를 들면 공감각으로 인해 소리를 눈으로 보는 느낌을 받기도 한다).
- 정신역동적 체험 : 잊혀졌거나 무의식 속에 묻혀 있던 기억들이 의식

42) 환각제 중에는 세로토닌과 화학 구조(인돌핵)가 유사한 물질이 많이 있다.

으로 떠오른다.

– '사이키델릭psychédélique' 체험 : 철학적 또는 심리적 문제를 완벽히 이해하는 것 같은 신비한 체험을 가리킨다(실제로 체험해 보지 않고는 설명하기 어렵다).

9_1 LSD

a) 역사

합성 약물인 LSD(독일어 *Lysergik Saüre Diethylamide*의 약자)는 1938년, 화학자인 알베르트 호프만Albert Hofmann에 의해 리세르그산acide lysergique을 기초로 합성되었다. 리세르그산은 기생균의 일종인 맥각균에서 분리된 알칼로이드를 말한다. 호프만은 그 뒤 1943년 4월 16일, 이 물질에 특별한 약리적 속성이 있음을 우연히 발견하였다.

LSD는 1950년대에 들어서면서 여러 분야에서 각광을 받았다. 미국 비밀정보기관은 LSD가 화학 무기로서 잠재성을 갖고 있다고 보았고, 정신의학계는 정신질환과 약물중독을 해결해 줄 것이라 기대했으며, 학계는 정신적 충족감을 주는 도구라고 생각했다……. LSD는 무엇보다, 신비한 정신현상 연구에 길을 열어주었다. 대표적으로, 미국의 저명한 심리학자 티모시 리어리Timothy Leary는 LSD를 인류의 정신적 발전의 견인차라고 보고 열렬히 신봉했다. 그도 그럴 것이, 당시 LSD는 사이키델릭 문화psychédélisme라는 특별한 문화 현상의 시발점이 되었을 뿐 아니라 많은 예술가(소설가 올더스 헉슬리Aldous Huxley와 켄 키지Ken

Kesey, 시인 앨런 긴즈버그Allen Ginsberg 등)의 작품 세계에 깊이 영향을 미쳤던 것이다.

LSD가 매스컴을 타면서 젊은층과 히피족 가운데 LSD 사용인구가 점점 늘어났고, 이들을 주축으로 '사이키델릭' 공동체communautés 'psychédéliques'가 형성되었다. 샌프란시스코 근교의 헤이트 애시베리Haight-Ashbury, 뉴욕의 이스트 빌리지East Village 공동체가 유명하다. 이렇듯 히피 공동체가 성장하자 미국 서부 해안 지역 부유층의 우려도 깊어갔다. 로널드 레이건Ronald Reagan이 주지사로 있던 캘리포니아 주는 1966년 10월 6일 법으로 LSD 사용을 금지했다. 이어 연방정부 차원에서 대대적인 LSD 근절 운동이 전개되었다. 사이키델릭 문화 말살이 시작된 것이다. 1967년 1월 14일, 샌프란시스코 골든 게이트 파크Golden Gate Park에서 열린 대규모 행사를 끝으로 사이키델릭 문화는 사라져갔다. 극심한 사회적 소외, 정치적 급진주의, 주동자 간의 불화, 각종 약물 사용(헤로인, 펜사이크리딘, 케타민 등), 무엇보다 상업주의적으로 변질돼 가는 모습을 회의적으로 바라보는 시각이 늘어났다. 약물 근절을 공약으로 내세운 리처드 닉슨Richard Nixon(1913~1994)이 1968년에 대통령으로 당선되었다. 그는 당선 직후 반사이키델릭 문화와 대안적 생활 방식을 주창하였다. 사이키델릭 문화는 이렇게 막을 내렸다.

하지만 LSD는 사이키델릭 문화가 종식된 후에도 살아남아 '기분 전환용' 약물이 되었다. 해시시, 코카인, 엑스터시, 기타 합성 약물과 함께 소비된다.

b) 소개와 사용법

LSD는 흔히 '애시드acide' 라는 이름으로 유통되며, 정제, 작은 젤라틴 덩어리, 또는 소량을 압지에 묻힌 형태 등으로 사용한다. 보통 100~300㎍을 투약하는데, 약효에 둔감한 경우 더 많은 양(2000㎍까지)을 소비하기도 한다. 오늘날의 소비량은 1950~60년대에 비해서 적은 편이다[43]. 주로 경구 복용하지만, 담배와 섞어 흡연하거나 주사하는 경우도 있다.

c) LSD 사용으로 인한 임상적 증상

LSD는 25㎍(100만분의 25g!)만 복용해도 약효가 나타날 정도로, 지금까지 알려진 약물 중 가장 강력한 약물에 속한다.

정신적 증상

리세르그산의 독성의 가장 큰 특징은 환각 효과이다. 환각 체험 또는 여행trip은 6~12시간 지속된다. 복용 후 약 30분 안에 효과가 나타나며, 환각 경험 뒤 수일 동안 거북한 느낌이 이어지기도 한다. LSD 작용의 정확한 메커니즘은 아직 밝혀지지 않았다. LSD가 세로토닌 수용기에 작용하는 것은 사실이지만, 이것만으로는 그 정신 활동 활성화 속성 전부를 설명할 수 없다.

사용자들의 증언으로 살펴본 LSD 복용 후 증상은 일반 환각제와

---

43) 국내에서는 1968년부터 불법약물로 지정됨. 1971년도에 적발된 사례가 있고(매일경제 1971.9.19일자 기사) 2000년도에 미국으로부터 190정이 밀반입된 보고가 있음. (대검찰청 「2009 마약류 범죄백서」참고).〈편집자 주〉

유사하다. 의사소통에 대한 탈억제, 시청각 이상을 수반한 감각 변화, 체감각 이상, 공감각(여러 감각의 융합: 소리를 눈으로 보는 것 같은 착각, 소리와 색깔의 혼합), 시간 감각 상실 등이 나타난다는 것이다. 1960년대에는 주로 강렬한 황홀감 및 공감, 주변 환경과의 신비로운 공존, 자아 각성을 위해 LSD를 복용했다. 일부 사용자의 경우 '꽃이 숨쉬는 것을' 보거나 '사물들의 기운이 반짝거리는' 모습을 보는 등 지각에도 놀라운 변화가 일어났다고 한다. 이 같은 시적 묘사가 매스컴을 통해 알려지면서 LSD가 더욱 널리 보급되었다.

LSD 체험은 언뜻 보기에 매혹적이지만, 정신적으로는 매우 위험하다. '괴로운 체험bad trip'은 종종 기분 장애, 사고 흐름 장애, 인지손상(주의 지속 불가능, 기억의 혼란, 언어적 논리의 모순 등)을 초래한다.

많은 양을 복용하거나 약물에 취약한 사람의 경우, 위험한 망상적 착각(하늘을 날 수 있다고 믿는 경우), 자살, 지속적인 정신적 장애 등을 겪는다. LSD 복용 후 종종 불안 발작, 공황 발작 등이 발생하며, 스트레스가 심한 상황에서 약물을 복용하거나 과도한 양을 복용하면 분별력을 잃은 기분이 들기도 한다. 이러한 증상은 대개 오래지 않아 사라지지만, 정신적으로 심각한 후유증을 남길 수 있다. 망상적 불안을 진정시키기 위해 항불안제나 항정신질환제를 투여하는 경우도 있다. LSD 복용자의 플래시백 현상(프랑스어로는 retour d'acide) 발생 사례는 꾸준히 관찰된다.

신경계통 증상

신체적 증상은 LSD 복용 직후에 나타나지만, 보통 복용량 자체가 적은 편이기 때문에 상대적으로 제한돼 있다. 약물이 교감신경계와 세로토닌성 시냅스에 작용하면 동공이 산대散大되고, 과잉 발한과 구강건조증이 번갈아 나타나며, 혈압이 올라간다. 또, 혈관이 확장되거나 반대로 수축되며, 시야가 흐려지고, 몸이 떨리며, 운동실조증이 일어난다. 이 중 일부는 약물 자체의 약리 작용이라기보다는 복용자 개인의 불안에서 오는 것으로 볼 수 있다. LSD는 대부분의 리세르그산 파생물들과 마찬가지로 극심한 자궁수축을 일으키므로 임신 여성의 경우 유산할 위험성이 있다.

d) 의존성과 내성

LSD는 신체적 또는 심리적 의존성이나 내성이 없다. 이런 점에서 LSD 사용은 약물중독과 구분된다.

9_2 환각 버섯

정신이상발현제 또는 '환각제' 작용을 하는 버섯류는 항불안 기능이 있으며 의식을 변화시킨다. 주름버섯속에 해당하는 버섯 중에 이러한 기능을 가지고 있는 경우가 많으며, 종류 또한 매우 다양하다. 싸이로시브 멕시카나Psilocybe mexicana는 옅은 갈색의 버섯으로 풀숲에 단생한다. 중앙아메리카에서 치료사들이 자주 사용하는 버섯이기도 하다. 싸이로시브 종Psilocybe caerulescens은 군생하고, 산림 파괴로 인해 많은 지역에서 희귀종이 된 꼬노취베 실리지노이데(종버섯속의 버섯류)*Conocybe siliginoïde*는 썩은 나무줄기 부분에 난다. 스트로파리아 꾸벤시스(독청 버섯속의 버섯류)*Stropharia cubensis*는 질소가 풍부한 토양에서 자란다.

멕시코의 신성한 버섯들은 주로 psilocybe종이다. 멕시코 고대 원주민들은 이 버섯들을 신성하게 여겼으며, 아즈텍 문명에서는 테오나나카틀teonanacatl(번역하면 '신의 음식' 또는 '신의 살')이라고 불렀다. 16세기, 에스파냐 정복자들이 사용을 금지하면서 신성한 버섯 문화 전통이 사라진 것으로 추정된다. 중앙 아메리카에서는 18세기 초반부터 이 버섯들에 대한 기록을 찾아볼 수 없게 되었으나, 현대에 이르기까지 계속해서 꾸준히 사용되었다. 1930년대가 되자 신성한 버섯 문화 전통이 새롭게 주목받게 되었다. 1953년, 미국의 민족 버섯학자ethnomycologiste인 R. 고든 와슨R. Gordon Wasson과 밸런티나 파블로바 와슨Valentina Pavlova Wasson 부부가 멕시코에 가서 1930년대의 신성한 버섯 사용 관행을 연구했다. 와슨 부부는 이렇게 해서 환각 버섯을 널리 알리는 계기를 마련했고, 주술사들과의 접촉을 통해 연구를 뒷받침했다.

LSD의 '아버지'인 알베르트 호프만은 Psilocybe mexicana에서 싸이로시빈(1958년)과 싸이로신psilocine[44]을 분리했다. 실험을 통해 싸이로시빈 4~8mg을 섭취할 경우 멕시코산 환각 버섯을 사용했을 때와 동일한 증상(산동, 심박률 저하, 고혈압, 혈관운동 장애, 발한, 떨림, 신경 장애, 정신 장애)을 보인다는 사실이 증명되었다. 싸이로시빈과 싸이로신은 아메리카 및 타 대륙에서 자라는 여러 주름버섯속 버섯에 함유되어 있다. 싸이로시빈의 평균 함량은 0.01~0.6%이며, 싸이로신의 평균 함량은 그보다 적다. 보통 4~8mg을 복용하면 효과가 나타난다. 싸이로시빈의 경우, 복

44) 싸이로시빈은 싸이로신의 수소인산염이다.

용 후 20~30분이 지나면 효과가 느껴지기 시작하고, 4~6시간 동안 지속된다.

여러 민족이 치유 또는 종교의식에서 환각 버섯을 사용한다. 주술사마다 선호하는 종이 다르며, 사용법을 완벽히 숙지하고 있다. 복용 시 취기와 색시증이 나타나며, 만화경을 통해 세상을 보는 듯한 기분이 들고, 드물게는 청각적 환각을 경험하기도 한다. 복용량을 조절하면 중독성은 제한적이지만, 표출적 행동, 플래시백을 비롯한 급성 반응을 유발할 가능성이 있고, 정신병력이 있는 복용자의 경우 정신이상이 발현되기도 한다.

현대 서구 사회의 사이키델릭 문화는 환각 버섯을 자아 각성의 매개로 삼는다. 오늘날 레이브 파티에서 환각 버섯류를 생으로 또는 말려서 먹기도 하며, 흡연을 하기도 한다. 일부 국가에서는 환각 버섯 재배에 필요한 도구가 자유롭게 유통되며, 온라인으로 건조 버섯 견본을 쉽게 구할 수 있다. 환각 버섯류는 여러 국제 법규의 규제를 받는 마약으로 분류되어 있으므로, 자연 채취가 금지된다. 프랑스는 Stroparia, Conocybe, Psilocybe 등의 환각 버섯이 1966년 이래 마약으로 분류하고 있다[45)]. 그러나 Psilocybe 중 싸이로시빈을 함유하고 있는 종이 있기는 하지만, 유일하게 Psilocybe semilanceata만이 향정신성 버섯으로 알려져 있다.

9_3 페이오트

'빛나는', '비단 같은', '하얀' 이라는 뜻을 가진 나우아틀어(가운데 움푹 들어간 부분과 연관이 있음)를 따 명명된 페이오트peyotl(Lophophora williamsii)[46]는 작은 구형 선인장이다. 줄기가 통통하며, 지름 10여 cm에 높이 20여 cm까지 자랄 수 있다. 주로 멕시코 고원, 미국 남부 끝, 고도가 높은 사막 지대에서 단생하거나 군생한다.

페이오트 선인장 수확은 곧 인디오들의 종교의식이다. 밑동 부분에서 줄기를 잘라 지름 2~5cm에 두께 0.5~2cm 가량의 얇은 조각으로 나눈 다음 햇볕에 말린다. 이렇게 해서 얻은 적갈색 또는 회색의 주름진 원반 모양의 조각을 메스카린 단추mescal buttons(또는 mescal beans)라고 한다.

멕시코에서는 기원전 3천 년 전부터 쓰였다. 멕시코 등지에서 소비되던 환각 버섯들과 오랫동안 혼동되면서 연대기 등에는 teonanacatl이라고 잘못 기록되기도 했다. 유럽 정복자들은 아메리카 대륙에 도착하자마자 페이오트를 악마의 식물로 간주하고, 기독교관에 반한다고 판단해 재배를 금지했다. 하지만 주술행위는 계속해서 은밀히 성행했으며, 페이오트는 전통적인 치료제, 일반적인 흥분제, 뱀독의 해독제 등, 거의 만병통치약으로 사용되었다. 효력이 엄청났기 때문이다. 19세기에 들어서면서 미국 전역에 이어 캐나다에도 점차 페이오트가 보급

45) 국내에서는 1970년에 싸이로신(psilocine)과 싸이로시빈(psilocybine)이 습관성의약품으로 지정되었음.〈편집자 주〉

46) '마약류관리에 관한 법률' 의 영문표기는 Peyote임.〈편집자 주〉

되었다. 원주민 단체들은 페이오트 성례전을 실천할 권리를 수호하기 위해 북아메리카 원주민 교회*Native American Church of North America*를 조직했다. 토착 신앙과 기독교가 융합된 완벽한 사례라고 할 수 있다. 1964년, 캘리포니아 주 대법원은 나바호 족 예식 중에 페이오트 선인장 사용을 금하는 법이 미 헌법에 위배된다는 판결을 내렸다. 미 헌법에 종교의 자유가 명시되어 있기 때문이다.

페이오트의 주요 구성 성분을 살펴보면, 페닐에틸아민 파생물(메스카린mescaline)이나 테트라하이드로아이소퀴놀린tétrahydroisoquinoléine 파생물 등의 알칼로이드가 주로 줄기 끝 부분에 모여 있다. 함유량은 약 4%이다. 이 중에서도 메스칼린은 세로토닌 수용기에 강력하게 작용한다. 메스카린의 효과는 질적으로 LSD와 유사하지만 다소 약하다. 성인이 200~500mg을 복용하면 효과가 나타나 12시간가량 지속된다. 처음에는 자율신경 증상(구역질과 구토, 균형 장애, 기분 장애)이 나타나고, 복용 후 한 시간 정도 지나면 왜곡, 시공간 감각 상실, 광시증photopsie[47] 등 착란 몽환 상태가 나타나면서 신체적 증상은 사라진다.

서구 사회에서는 일반적으로 페이오트를 씹어서 복용하지만, 차로 우려내 마시기도 한다. 특히 1950년대에 새로운 정신적 경험에 목말라 하던 사상가들이나 예술가들 사이에서 큰 인기를 끌었다. 프랑스에서는 페이오트와 페이오트 가공 약물이 1966년에 마약으로 분류되었다[48].

---

47) 기본적인 시각적 환각(불빛이 번쩍거리는 것).

48) 국내에서는 1970년에 습관성의약품 관리법에 의해 환각제류로 지정되었으며 2009년 12월에 처음으로 태국으로부터 반입되어 유통됨. 〈편집자 주〉

9_4 아야우아스카

아야우아스카ayahuasca(케추아어로 '죽은 자들의 덩굴식물'이라는 뜻)은 본래 덩굴식물Banisteriopsis caapi을 가리키는 말이지만, 이 식물을 잘게 잘라 커피나무과 관목인 차크루나chacruna(Psychotria viridis) 잎과 섞어 '수프'를 만든 뒤 오랫동안 끓여낸 탕약을 뜻하기도 한다. 아메리카의 적도 지대에서 4천~5천년 전부터 이 탕약을 마셔온 것으로 추정된다. 아마존 치료사들ayahuas-queros은 아야우아스카를 치료, 예지, 사회 통합을 위해 널리 사용하며, 서양에서는 광신적인 행위에 사용하기도 한다[49].

아야우아스카 탕약에서 분리된 정신활동 활성화 성분 가운데 하르만harmane 계열 알칼로이드(하르민harmine, 테트라하이드로하르민 tétrahydroharmine, 하르말린harmaline, 하르몰harmol)은 덩굴식물 아야우아스카 속에 함유되어 있고, 트립타민 계열 알칼로이드와 디메칠트립타민 diméthyltryptamine(DMT) 계열 알칼로이드는 차크루나 속에 포함되어 있다.

카르볼린carboline(하르말린과 하르민)은 몸속에서 환각성 트립타민의 분해를 억제한다. 따라서 경구로 복용하면 트립타민의 환각 작용이 활성화한다(하지만 경구로 복용하는 경우는 거의 없다). 그러나 일부 사회에서는 덩굴식물을 넣지 않고 대신 바니스테리옵시스Banisteriopsis라는 식물을

---

49) 프랑스에서는 아야우아스카 남용 문제가 사회적으로 대두되면서 2005년 5월부터 마약으로 분류된다.

넣어 탕약을 만든다.

아야우아스카 탕약을 마시면 청각에 문제가 생기고, 주관적 시력이 증진되며, 후각이 예민해지고, 공감 효과, 각성제와 환각제의 양자 효과, 도취 효과가 나타난다. 심박률 증가, 고혈압, 때로는 소화기 장애(구토, 설사)를 비롯해 중요한 신체적 증상이 발생하며, 세로토닌성 약품의 약효가 상승되기도 한다.

아야우아스카 탕약에는 세로토닌성 효과가 있어 알코올, 아편류, 정신자극제 등의 중독 치료 목적으로만 제한적으로 사용된다.

9_5 이보가

타베르난테 이보가Tabernanthe iboga는 협죽도과에 속하는 열대 관목으로, 높이가 약 6m에 달한다. 이보가의 향정신성 알칼로이드인 이보가인ibogaïne[50]은 1901년에 최초로 분리되었다. 이보게인의 작용 메커니즘은 아직 완벽히 규명되지 않았으나, 모노아민산화효소를 억제하는 것으로 알려져 있다. 이보게인은 주로 도파민성 신경 회로에 작용하는데, 많은 양을 복용하면 도파민 농도가 낮아지는 반면, 적은 양을 복용하면 도파민 농도에는 영향이 없는 대신 도파민의 대사 산물들의 농도가 낮아진다. 또한 아편류 수용기에 작용하기도 한다. 이보게인은 체내에서 대사 작용을 거쳐 반감기가 긴 활성 화합물(들)로 변한다. 이렇게 해서 효과가 최대 일주일까지 지속되는 것이다. 복용량이 늘어나면 환각 작용이 유발되면서 심한 불안 증세가 나타난다. 신체적으로는 혈압이 갑자기 변하고 식욕이 강화되는 등의 증상이 나타난다.

아프리카 전통 사회에서는 흔히 이보가를 넣은 식물성 추출물들을 만들어 의식에 사용한다. 이 추출물들을 복용하면 환각 증상이 일어나고, 이 단계가 지나면 무감각 단계 또는 기면 단계가 4~5일간 지속된다. 현재, 대부분의 아프리카 국가에서 (이론적으로는) 이보가 사용이 통제된다[51].

1980년대 이래로 이보게인에 중독성을 제거하는 속성이 있어, 특히 아편류나 코카인에 대한 본능적 욕구를 줄여준다고 추정하고 있다. 따라서 약물중독자들의 치료에 이보게인 처방이 효과가 있을 것으로 보인다.

---

50) '마약류관리에 관한 법률' 의 시행령 별표 표기에는 이보게인(Ibogaine)으로 표기됨.〈편집자 주〉

51) 국내에서는 1973년에 습관성 의약품(환각제류)으로 지정됨.〈편집자 주〉

10. 알코올

일반적으로 알코올(안티몬 분말을 가리키는 아랍어 al-kohol에서 온 이름으로, 환유법으로 정제되거나 증류된 모든 물질을 뜻함)은 알코올 함유 음료의 주성분인 에탄올을 뜻한다.

프랑스에서 알코올은 다른 약물과 비교할 수 없을 정도로 공중보건에 심각한 영향을 미친다. 프랑스는 전통적인 포도주 강국으로, 양질의 다양한 포도주를 비롯, 주류가 널리 소비되는 나라이다. 포도주 소비량이 1950년대 이후로 60% 가량 줄었지만, 여전히 세계 최고의 포도주 소비국이다. 하루에 5~8잔을 마시는 소비자층의 소비량은 줄어든 반면, 절제된 소비자(하루에 1~2잔)가 늘어났다. 특히 젊은 세대의 포도주 소비가 전반적으로 감퇴 추세이다. 그러나 25세 이하 소비자층을 보면, 알코올 도수가 높은 주류를 매일 소비하는 인구가 지난 20년간 늘어났음을 알 수 있다. 맥주 소비량 역시 남성 전 연령층에서 늘어났다. 프리믹스prémix[주52)]의 판매량이 폭발적으로 늘어나면서 청소년층에서 새로운 문제가 발생하고 있기도 하다. 프랑스 성인 남성의 65%와 여성의

52) 탄산음료, 과일주스, 레모네이드를 도수가 높은 술과 섞은 상품. 젊은이층은 이를 대마초와 함께 소비한다. 프리믹스의 알코올 도수는 보통 4~5.5° 이다.

35%가 알코올을 소비하는 것으로 알려져 있다. 알코올 소비는 지역별, 사회문화 계층별로 차이가 있다.

10_1 알코올 중독

알코올 중독에 대한 연구는 먼저 영미권에서 시작되었다. 영국의 의사 토머스 트로터Thomas Trotter(1761~1832)는 폭음이 광기를 낳을 수 있다고 보았다. 1784년, 미국의 의사 벤저민 러시Benjamin Rush(1745~1813)는 알코올에 의존하면 통제력을 상실한다고 언급하면서, 알코올을 만성적으로 소비할 때의 정신적 신체적 위험성을 거론하였다. 그러나 19세기 중반까지도 알코올이 인체에 어떤 작용을 하는지는 완전히 밝혀지지 않았다. 1849년, 스웨덴의 의사 마뉴스 후스Magnus Huss(1807~1890)가 최초로 알코올 의존 증상을 묘사하고, '만성 알코올 중독' 이라고 명명하였다.

프랑스에서는 1950년대, 알코올 전문 학자 피에르 푸케Pierre Fouquet가 알코올 의존성을 보이는 사람과 알코올과의 관계를 병리학적으로 연구한 뒤, '음주에 대한 자유의지의 상실' 이라고 알코올 중독을 정의하였다. 알코올 의존 증상은 금단 현상(정신적, 신체적)에 의해 구체적으로 드러난다. 금단 증상은 금주 첫날부터 나타나는데, 알코올을 섭취하면 금주로 인해 야기된 증상이 진정된다. 또한 알코올 섭취량이 점진적으로 늘면 자연히 내성이 생긴다.

10_2 알코올 남용

알코올 소비자는 크게 일반 사용자, 남용자(과도한 사용 또는 위험한 사용), 의존자 등 세 유형으로 나눌 수 있다.

1) '위험한' 알코올 소비자는 하루에 포도주 네 잔 이상(한 잔=알코올 10g)을 소비하는 남자, 두 잔 이상을 소비하는 여자를 가리킨다. 신체적 또는 정신적 증상이 반드시 나타나는 것은 아니다. 이러한 기준은 임상학적으로는 큰 의미가 없지만, 역학이나 공중보건 측면에서는 의미가 있다.
2) '과도' 하거나 '유해' 한 알코올 소비자는 섭취량과는 무관하게 알코올로 인해 신체적 혹은 사회적으로 손해를 입는 경우를 말한다. 소비자가 알코올에 얼마나 민감하게 반응하는가와 관련이 있다(프랑스 인구 10~15%가 이 유형에 속함).

   위의 두 유형, 즉 '위험한' 소비자와 '과도한' 소비자를 합쳐 '문제성' 소비자라고 한다[53)].
3) 알코올 의존자의 수는 적은 편이다. 의존 정도에 따라 둘로 구분된다.

- 심리적 의존자 : 프랑스 인구 3.5~5%가 해당된다. 사실은 '문제성' 소비자 유형에 속하지만, 알코올 소비를 중단하거나 조절하지 못하는 경우 심리적 의존자라고 본다.
- 신체적 의존자 : 프랑스인 1.5~2%는 신체적으로 알코올에 의존한다.

금주를 하게 되면 정신적 증상뿐 아니라 신경계 등에 신체적 증상이 나타난다.

위와 같은 알코올 소비 유형을 통칭해 '의존성 음주 행위[54]' 라고 한다. 이는 알코올에 의존하는 상황 및 스스로 알코올 소비를 통제할 수 없는 상황을 가리킨다.

알코올 의존은 여러 가지 요인이 복합적으로 작용해 일어나며, 여타 의존성 물질이 공통적으로 갖고 있는 행동 도식 및 생리적 메커니즘에 좌우된다. 특히 뇌의 '보상계'[55]와 관련이 있다.

10_3 알코올 의존에 이르는 과정

알코올 소비가 반드시 의존으로 이어지는 것은 아니다. 알코올 의존에 이르는 과정은 마약 중독의 단계와 마찬가지로 보통 삼 단계로 구분한다.

1) 무증상 단계 : 여러 해 지속되며, 의존이 잠복 진행되는 초기 단계를 말한다. 술에 취하는 경험을 되풀이한 끝에 알코올에 의존하게 되는

---

53) 한국인의 문제음주율은 2007년 42.7%로 나타남(제갈정·이지현 「알코올관련 통계지표 및 통계」 한국음주문화연구센터, 2009, p28). 〈편집자 주〉

54) 2007년 한국의 알코올의존률은 7.1%로 나타남(위의 책, 같은면). 〈편집자 주〉

55) 이 책의 4장 끝부분을 참고할 것.

경우도 있지만, 취기를 드물게 느끼거나 아예 경험하지 못한 채 알코올 소비량을 점진적으로 늘려가는 경우도 있다. 직업적, 사회적, 가정적으로도 별문제가 없으며, 일반적으로는 성격 장애도 나타나지 않는다.

2) 음주 조절 능력 상실 단계 : 알코올을 남용하지만, 아직 의존하는 단계는 아니다.

3) 의존 단계: 만성적 음주에 따른 일반적 증상(손가락과 혀의 떨림, 근육 경련, 신물, 식욕부진 등) 및 행동 장애와 성격 장애(공격성, 질투, 성적 장애 등)가 나타난다. 지적 장애가 심화되고, 그 결과 직업적, 감정적으로 소외되기에 이른다. 아침이 되면 불안하고, 알코올을 섭취하면 안정이 되었다가 저녁이면 다시 우울해지는 등 정신 장애 증상도 나타난다.

10_4 알코올의 약리학적 작용

다른 중독성 물질들처럼 알코올도 도파민[56] 신경 회로의 활동에 영향을 미친다. 따라서 긍정적 강화 효과[57](쾌락, 자극, 황홀, 불안 해소)를 얻기 위해 알코올을 소비하게 되는 것이다. 알코올 의존 성향이 있는 경우 도파민성 뉴런이 제대로 활동하지 못하고, 알코올에 장기간 노출될 경우에도 그러하기 때문에 소비량이 더 늘어나게 된다.

---

56) 뇌의 보상 회로에서 감정 행동과 감정 상태 조절에 관여하는 신경전달물질. 뇌의 보상 회로가 자극을 받으면 의존 행동이 나타나게 된다.

57) '코카인 사용으로 인한 임상적 증상' 부분을 참조할 것.

알코올은 감마아미노부티르산(GABA)를 함유한 신경회로의 활동을 돕는다. GABA는 뉴런의 활동을 억제하는 신경전달물질이므로, 알코올은 GABA가 뉴런의 활동을 억제하는 기능을 강화시킴으로써 신경안정제와 유사한 진정 효과와 항불안 효과를 유발한다. 이러한 효과는 계속해서 알코올을 소비하게 되면 사라진다. 알코올과 GABA의 상호작용은 알코올 의존에 따른 신경계 합병증(운동 장애, 간질 등)과 정신의학적 합병증(불안 장애, 정신 장애, 공격성과 흥분 등 행동 장애) 및 일부 금단 증상(떨림, 초조 등)과 관련이 있다. 따라서 이러한 증상을 진정시키기 위해 알코올을 소비하기도 한다(부정적 강화).

알코올이 감정과 기분 조절을 관장하는 신경전달물질인 노르아드레날린성 뉴런과 세로토닌성 뉴런의 활동에 영향을 미치는가 하는 문제에 대해서는 아직도 논란이 있다.

에탄올은 흥분성 신경전달물질인 글루탐산 수용기의 길항제로 작용한다.

알코올은 엔도르핀 내지 내인성 오피오이드 같은 신경전달물질과도 상호작용을 한다. 이러한 사실로부터 에탄올의 '보상 효과'와 '강화 효과'가 부분적으로는 내인성 오피오이드에 좌우된다고 추정해 볼 수 있다.

10_5 알코올 섭취에 따른 급성 효과

알코올 섭취 효과는 개인에 따라 다르다. 보통 혈중 알코올 농도가

0.8g/l 이상이면 심각한 문제가 생길 수 있다. 급성 효과는 취기 등으로 나타나는데, 다음과 같이 구분한다.

- 일반적으로 술에 취하면 먼저 정신운동성 흥분과 술기운이 느껴지고, 이 단계가 지나면 우울한 상태가 된다. 또 졸리거나 실제로 잠이 들기도 한다.
- 병리학적 숙취는 망상, 감각적 착각, 경련 등의 증상을 수반한다. 때로는 혼수상태(일반적으로 기억 상실에 이어 일어남)를 유발한다.
- 알코올 혼수와 근긴장 저하, 호흡 저하, 저혈압, 저체온증, 다뇨증이 나타나며, 급성 합병증(폐렴, 간염, 췌장염 등)이 발생하기도 한다.

알코올은 신경계에 영향을 미치지만, 알코올 급성 중독은 이와 무관하게 소화 장애(구역질, 구토)를 유발하고, 뇌졸중이나 경련성 질환의 원인이 되기도 한다.

또한 음주로 인해 교통사고, 산업재해, 폭력 행위에 따른 외상성 상해 등이 유발되기도 한다. 응급실 내원 환자 가운데 25~35%가 알코올 소비 고위험군(남자의 경우 하루에 80g 이상)에 속한다.

10_6 만성적 음주에 따른 합병증

만성적으로 술을 마시면 여러 심각한 합병증을 앓게 된다. 일부 합병증 증상은 한번 발병하면 술을 마시지 않아도 계속 진행된다.

- 간 질환 : 간경변증은 알코올 중독자의 13~22%에게서 나타나는데, 여러 요인이 복합적으로 작용하여 발병한다. 지질을 과다 섭취하는 경우 발생하는 지방간 역시 알코올 중독자에게서 흔히 볼 수 있는 질병이다(알코올 중독자의 30~75%). 이러한 질환은 생리학적으로 다양하게 영향을 미친다(골다공증, 골연화증, 혈액 응고 인자 부족, 간성 포르피린증).
- 췌장염 : 만성 췌장염의 85%와 급성 췌장염의 50%는 알코올이 원인이 되어 발생한다. 일정 단계를 지나면, 금주를 하더라도 계속해서 증상이 진행된다.
- 심혈관계 장애 : 알코올을 만성적으로 섭취하면 고혈압이 발생하고 심박률이 증가한다. 40~60세 서구 남성의 사망률이 높은 것도 부분적으로는 알코올이 심장과 혈관에 영향을 미치기 때문이라고 볼 수 있다.
- 신경계 장애 : 음주는 급성 및 만성 신경계 장애를 유발한다. 만성 중독으로 인한 독성은 다소 간접적으로 신경계에 영향을 미치는 것으로 밝혀졌다.

뇌위축증은 알코올 중독자에게서 가장 흔히 나타나는(50~70%) 신경계 병변이다. 뇌위축증이 발생하면 피질 신경섬유의 수가 적어질 뿐만 아니라 질도 떨어진다. 이 질환은 다른 병변(소뇌위축증, 베르니케 뇌병증 encéphalopathie de Gayet-Wernicke이나 코르사코프 증후군syndrome de Korsakoff의 특징이기도 하며 비타민 B1 결핍과 관련이 있는 뇌간 병변)과도 관련이 있다. 뇌위축증은 금주할 경우 부분적으로 호전된다.

비타민 B1 결핍과 알코올의 직접적인 독성으로 인해 말초신경병증이 발생하기도 한다(알코올 중독자의 약 10%). 말초신경병증은 흔히 별다른 증상 없이 발병하지만, 증상이 있는 경우, 근육 경련, 고통, 마비, 근위축증 등이 나타난다. 시신경 병변이 일어나기도 하는데, 실명을 초래할 수도 있다.

뇌병증(비타민 PP 결핍으로 인한 펠라그라 유사 증상, 간성 뇌병증, 대사성 뇌병증, 베르니케 뇌병증) 또한 흔히 나타난다.

만성적 알코올 중독과 뇌졸중 사이에도 상관관계가 있다. 뇌졸중 증상은 고령, 당뇨, 흡연, 고혈압 여부에 의해 심화된다.

경련은 간질 등 병력이 있는 경우에 나타나지만, 금주할 경우 일어나기도 한다(알코올 중독자에게서 보이는 경련의 20~40%).

감각적 착각(특히 환각) 및 망상은 알코올에 만성적으로 중독된 경우는 물론, 금주 시에도 나타나는 것으로 알려져 있다.

- 대사 장애 : 알코올 중독은 전반적인 물질대사에 관여한다. 대사 변화는 직접적(알코올이 간에 영향을 미치면 유산혈증, 저혈당증이 발생하며, 근육 또는 내분비선에도 작용함)으로 또는 신체적 증상(간염, 췌장염)에 의해 간접적으로 나타난다.
- 정신 장애 : 알코올 의존은 정신 질환(불안, 신경증, 우울증)을 동반하는 경우가 많다. 알코올 의존 문제가 해결되어야 이러한 정신 질환의 예후가 좋아지므로, 다른 치료에 앞서 반드시 알코올 의존증 치료를 시작해야 한다.

11. 담배

담배tabac(16세기부터 알려짐. 인디오들이 갈대에 담배를 넣거나 옥수수 잎을 말아 담배를 싸서 피운 것을 가리키는 tabago에서 온 이름으로, 프랑스에서는 18세기까지 'pétun'이라는 용어가 더 널리 쓰였음)는 남아메리카가 원산지인 가지과 식물로, 여러 종이 있다. 향정신성 효과가 약간 있는 알칼로이드인 니코틴이 풍부하게 들어 있다. 주로 궐련 형으로 보편화되어 있으며, 심각한 중독성으로 인해 신체적으로 영향을 미친다.

11_1 역사

15세기부터 크리스토퍼 콜럼버스를 비롯한 많은 탐험가들에 의해 담배가 알려지기 시작했다. 하지만 프랑스에 최초로 담배를 알린 사람은 탐험가가 아니라 앙드레 테베André Thevet(1504~1590)라는 수도사였다. 그는 1557년에 브라질에 머물다 돌아오는 길에 담배 씨를 가져와 프랑스에 심었다. 1560년대에 리스본 대사를 지낸 장 니코Jean Nicot(1530~1600)는 담뱃잎을 이용해 상처와 나력을 치료할 수 있다고 믿었다. 그가 프랑스 궁정에 담배를 보내자, 궁정은 각종 질병을 치료하거나 예방하는데 담배를 사용하기 시작했다. 프랑스에서는 그의 이름을 따서 담배를 '니코의 풀herbe à Nicot' 이라고 부르기도 했다.

담배는 16세기에 유럽에서 널리 사용되면서, 유럽에서 터키를 거쳐 아시아로, 마그레브를 거쳐 아프리카로 전파되었다. 17세기 초부터 각 대륙에서 담배를 재배하기 시작하면서 담배는 '보편적인' 상품이 되었다.

프랑스에서는 리슐리외Richelieu가 담배가 중요한 세원임을 깨닫고 1620년대부터 담배에 세금을 매겼다. 루이 14세 치하의 재정총관 콜베르Colbert는 1674년에 담배 전매제도를 실시하였다. 이와 함께 담배 소비세 및 생산세가 더욱 늘어났다. 17세기 말과 18세기 프랑스에서 담배가 크게 유행하면서, 씹는 담배, 코담배, 파이프 담배 등 여러 형태로 사용되었다. 오늘날과 같은 형태의 담배는 1825~1830년경 처음으로 프랑스에 등장했다. 에스파냐 군사 원정을 계기로 들어온 것으로 보이는 궐련형 담배는 엄청난 성공을 거두었다. 담배 연기를 들이마시면 알칼로이드가 빠르게 흡수되어 폐포를 거쳐 혈액 속으로 들어간다. 몇 초 내로 즉각적이고 강력한 만족감이 느껴지는데, 이러한 효과를 얻기 위해 담배에 의존하게 되는 경우가 많다. 1840년대부터 담배 생산이 산업화되고, 1868년에 프랑스 담배 남용 반대 협회가 설립되었다. 하지만 정부가 담배 전매권으로 천문학적인 소득을 올리고 있어, 협회가 왕성하게 활동할 수 없는 상황이었다. 담배의 인기, 흡연에 따른 위험성, 중요한 세원으로서의 역할 등 오늘날 우리 사회에서 고심하는 문제들이 이때부터 이미 제기되었다.

11_2 생산과 보급

담배는 오늘날 세계 전역에서 재배된다. 생육 기간이 몇 개월밖에 되지 않아 고위도 지방에서도 생산이 가능하다. 전체 60여 종 중에서 Nicotina tabacum이 세계 생산의 90% 이상을 차지한다. 프랑스에서 담배 재배는 정부가 독점권을 갖고 있으므로 엄격히 통제된다. 9천ha에 이르는 전체 담배 경작지를 5천 3백여 개 농장이 관리한다. 프랑스 연간 담배 생산량은 유럽 연합 담배 쿼터제에 의해 제한되며, 해마다 변동이 있다. 2000년에는 2만 5천 톤 가량을 생산해 1억 유로 이상의 수익을 올렸다. 이는 유럽 연합 담배 쿼터제로 제한된 생산량(2000년 2만 6천79 톤)이다. 3만 4천여 소매상에서 담배를 판매하며, 이들은 2000년 한 해 동안 담배 판매만으로 130억 유로 이상의 소득을 올렸다.

11_3 성분

담배는 많은 양의 니코틴을 함유(말린 담뱃잎 1g당 10~15mg)하는 유일한 식물이다. 니코틴은 1828년, 독일 약사 빌헬름 하인리히 포셀트Wilhelm Heinrich Posselt와 의사 루트비히 라이만Ludwig Reimann에 의해 처음으로 분리되었다. 독일 화학자 아돌프 피너Adolf Pinner (1842~1909)가 1893년에 최초로 구조를 밝혀낸 뒤, 1913년에 스위스 화학자 아메 픽테Am ? Pictet(1857~1937)가 합성에 성공했다.

니코틴은 말린 담뱃잎 중량의 0.5~8%를 차지하는데, 이는 총 알칼로이드 함량의 90~95%에 해당된다. 니코틴 함량은 제품마다 다른데, 질과 제조법에 따라 다양하다. 보통 담배 1g당 약 20mg가 함유되어 있다.

19세기 초, 영국 생리학자 존 뉴포트 랭글리John Newport Langley(1852~1925)가 자율신경계가 신경자극을 전달한다는 사실을 니코틴을 사용해서 규명했다. 1905년, 니코틴을 통해 시냅스 수용기의 개념을 발견한 것이다. 1914년, 영국 생리학자 헨리 H. 데일Henri H. Dale(1875~1968, 1936년 노벨 의학상 수상)은 아세틸콜린 수용기가 무스카린(역시 식물성 알칼로이드)에 반응하는가 니코틴에 반응하는가에 따라 두 종류, 즉 '무스카린성' 수용기와 '니코틴성' 수용기로 구분됨을 밝혔다. 바로 니코틴성 수용기와 니코틴의 관계를 보면 니코틴의 약리학적 작용을 알 수 있다.

11_4 흡연, 세계적 재앙

전 세계 흡연 인구는 11억 명에 달하며, 이 가운데 80%가 중저개발국 국민으로, 치료가 쉽지 않은 환경에 살고 있다. 흡연자의 50%는 35~69세 사이에 조기 사망한다. 흡연으로 인한 사망자 수는 연간 흡연자 4백만 명에 달하며, 그 중 70%는 개발도상국에서 발생한다. 2030년에는 1천만 명이 흡연으로 사망할 것으로 추정된다. WHO는 흡연을 '사회적 재앙'으로 규정하고 있다. WHO에 따르면 선진국 남성 42%와 여성 24%, 개발도상국 남성 48%, 여성 7%가 흡연을 한다. 여성 흡연 인구가 늘어나면서 새로운 문제가 생겨나고 있다. 2003년을 기준으로 유럽 여성 네 명 중 한 명이 담배를 피우는 것으로 알려졌다. 또한 청소년 흡연율을 보더라도, 여자 청소년 흡연자가 남자보다 많다. 18세 여자 청소년의 50%와 50세 미만 여성의 33%가 담배를 피운다. 하지만 서구 사회에서 경제적 조치 등을 통해 흡연 의지를 저하시키는 정책을 도입하면서 흡연 인구가 상당히 줄어드는 추세이다. 프랑스의 경우, 1천3백만 명 미만이 매일 담배를 피우며, 그 중 7백만 명은 하루에 열 개비 이상을 피운다[58].

11_5 흡연 단계

흡연 단계를 다음과 같이 구분해 볼 수 있다.

- 경증 흡연자 : 하루에 5개비 미만을 피우며, 습관적 의존성을 보인다.
- 습관적·심리적 의존성 흡연자 : 하루에 5~20개비 또는 그 이상을 피운다.
- 심리적·신체적 의존성 흡연자 : 하루에 20개비 이상, 때로는 30개비 이상 소비한다. 매우 큰 위험을 안고 있으며, 금연에 심각한 어려움을 겪는다. 대부분은 담배 외에도 알코올, 의약품, 불법 마약류(대마)를 소비하며, 불안증세와 우울증세를 보인다. 일부는 의도하지 않고도 담배에 함유된 니코틴을 항우울제와 항불안제로 사용한다. 이들

58) OFDT, *Drogues et dépendance, données essentielles,* 2005년

에게 흡연은 일종의 자가 치료인 셈이다.

흡연 정도는 오랫동안 '갑년paquet-année, pack year[59])' 으로 수량화되었으나, 오늘날은 흡연 표지 물질marqueur을 사용해 흡연자가 소비하는 담배의 종류와 흡연 방식의 다양성을 반영하는 방식이 쓰인다. 흡연 표지 물질은 흡연을 하지 않는 사람에게서는 검출되지 않는 물질들로, 검출 여부에 따라 직접 흡연과 간접흡연이 구분된다. 담배의 유효성분(니코틴) 또는 인체 내에서 생성된 대사 산물들(니코틴의 주요 대사 산물인 코티닌, 일산화탄소가 혈액과 결합하면서 생기는 일산화탄소 헤모글로빈)이 이에 해당한다.

11_6 흡연으로 인한 임상적 증상

흡연에 따른 임상적 증상은 다양하며, 각기 원인이 다르다. 니코틴 작용과 관련이 있는 증상도 있지만, 일부 심각한 증상 가운데에는 일산화탄소 작용이나 담배가 연소하면서 생기는 타르 작용으로 인한 것도 있다.

a) 니코틴

니코틴은 흡연자로 하여금 담배에 의존하게 만드는 주요 약리학적 요

---

59) 1갑년은 1년 동안 하루에 20개비씩(또는 2년 간 하루에 10개비, 혹은 6개월 간 하루에 40개비)을 피운 수치이다. 한 개비당 담배 1g이 들어 있으므로, 1갑년은 담배 7.3kg에 해당한다. 이러한 개념을 심혈관계 합병증에 확대 적용할 수 있는지는 아직 증명되지 않았다.

인이며, 중추신경계와 말초신경계에 작용한다. 니코틴의 영향을 다음과 같이 구분할 수 있다.

- 심혈관 기능에 영향을 미쳐 빈맥, 혈압 상승, 혈관 수축, 간접적 요인에 의한 죽종 형성 등을 일으킨다. 흡연자는 비흡연자에 비해 관상동맥과 심장 마비로 사망할 위험이 큰데, 특히 30~50세 흡연자의 경우 2~4배나 높다. 담배 내 타르 함량은 심근경색이나 뇌졸중 발병 위험성에 영향을 주지 않는다.
- 호흡 기능을 저하시켜 카테콜아민 방출에 따른 기관지 협착, 기침, 기관지 분비물 과분비 등을 일으킨다.
- 소화 기능에 영향을 주어 식욕 부진을 유발하며, 신경호르몬계에도 작용한다.

b) 일산화탄소

일산화탄소는 혈액의 산소 운반 능력을 감소시킨다. 따라서 흡연을 하면 근육과 뇌에 공급되는 산소량이 줄면서 두통과 현기증이 나타나기도 하고, 운동 수행력이 떨어지기도 한다(이는 기관지 협착 때문이기도 하다).

c) 담배 연기 속의 유해 물질

담배 연기는 기체 성분과 미립자 성분으로 나눌 수 있다. 기체 성분은 수증기, 아크롤레인, 알데하이드 등으로, 한 개비당 약 300ml가 함유되어 있으며, 미립자 성분은 니코틴, 페놀, 탄화수소, 케톤, 산 등 3천여 가지의 화학 물질을 말한다. 담배가 불에 타면서 열분해와 열합성 등의 과정을 거치는데, 500~800°c에서 안트라센, 벤즈안트라센, 벤조피렌, 페난트렌 등이 발생한다. 이러한 다환성 방향족 탄산수소류 물질들은 담배 연기의 기체 성분을 통해 폐의 혈액 속으로 들어간다.

담배 연기에 들어 있는 수많은 자극 물질들은 면역 기능을 저하시키고 기관지 점액 제거 등을 방해할 뿐 아니라, 직접적(다환성 방향족 탄화수소, 니트로사민 등) 또는 간접적(색소, 방부제, 담배에 포함된 유해 물질)으로 암을 유발할 위험성이 크다. 흡연은 산업 유해 물질과 마찬가지로 발암인자이다. 흡연은 전체 암(후두, 폐, 알코올과 상호작용하면 두경부)의 30%를 유발하며, 일부 암(췌장, 방광, 자궁경부, 위)의 발병률을 높이는 요인이기도 하다.

폐암에 대해서는 이미 상세한 역학 연구가 이루어진 바 있다. 폐암 발병에는 흡연량보다 노출 기간이 더 중요한 역할을 한다. 흡연을 일찍 시작할수록 향후에 폐암에 걸릴 가능성이 커지는 것이다. 흡연자는 자궁암에 걸릴 확률이 비흡연자에 비해 세 배 더 크나, 흡연이 자궁에 미치는 영향의 메커니즘은 아직 밝혀지지 않았다.

흡연은 구강 점막에도 여러 가지로 영향을 끼친다. 타르는 치아 법랑질과 혀를 검게 변색시키고, 인후와 기도에 쌓여 구취를 악화시킨다. 흡연자는 세심한 치과 진료(임플란트 식립, 골이식, 잇몸과 치주조직 특별 치료)를 받게 되며, 결과 역시 비흡연자에 비해 좋지 않다.

프랑스에서는 매년 흡연으로 인해 6만 명이 죽음에 이른다. 흡연이 조기 사망 원인 1위를 차지하고 있는 것이다. 하지만 흡연 기간이나 흡연량에 관계없이 금연을 하기만 하면 담배로 인한 위험성을 줄이고 1~2년 안에 뇌혈관 장애 발생 위험이 절반으로 줄어든다. 폐암에 걸릴 위험도 5년 안에 60%, 만성 호흡기 질환에 걸릴 위험은 15~20년 안에

50%가 줄어든다. 그러므로 금연에 결코 '너무 늦은' 시기란 없다.

11_7 여성의 흡연

여성의 흡연은 호르몬에 영향을 미치고 태아와 신생아의 발달 단계를 방해한다는 점에서 문제가 심각하다.

- 피임 : 경구 피임약을 복용하면서 흡연을 하면 심장 질환이나 혈관 질환(정맥염, 혈전증, 죽상 동맥경화증)에 걸릴 위험성이 4~10배 높아진다.
- 미관상 문제 : 담배가 연소하면서 생기는 물질들은 피부에 영양분을 공급하는 혈관을 수축시켜 혈액 순환에 영향을 미친다. 피부에 혈액 공급이 제대로 안 되면 피부 수분과 윤기를 잃고, 주름이 빨리 생기며, 탄성 섬유가 파괴되면서 탄력이 떨어진다. 여자 청소년의 경우, 담배를 피우면 호르몬 변화가 유발돼 여드름이 심하게 나고 계속 재발하게 된다. 또, 담배를 피우면 모근에 혈액이 원활하게 공급되지 않아 머릿결이 상한다.
- 체중 변화 : 흡연자는 같은 키의 비흡연자에 비해 체중이 적게 나간다. 담배가 지방조직량에 비해 근육조직량을 상대적으로 늘려주기 때문이다. 게다가 니코틴은 식욕을 떨어뜨리며, 인체에 꼭 필요한 비타민이나 무기질보다 육류, 빵, 지방 등을 선호하게 한다. 또한 니코틴은 물질대사를 촉진하므로, 30대 흡연 여성은 비흡연 여성에 비해 체중이 3kg 정도 적게 나간다. 반면 금연을 하게 되면 상대적으로 몸

무게가 늘어난다.

– 폐경 : 흡연은 폐경을 앞당긴다. 흡연 여성은 비흡연 여성에 비해 폐경기가 2~3년 가량 일찍 찾아온다. 흡연 여성은 골다공증에 걸릴 확률도 비흡연 여성보다 높다.

– 수정 : 담배를 피우면 자궁벽에 혈액이 충분히 공급되지 않고 호르몬 기능에도 변화가 생기므로, 수정까지 걸리는 기간이 비흡연 여성에 비해 3~4배 길어진다.

가임기에 담배를 피우면 수정란이 착상되기까지 오래 걸리고, 흡연량에 따라서는 자궁외임신이 되기도 한다. 하루에 20개비를 피우면 자궁외임신이 될 위험이 세 배, 30개비 이상을 피우면 최소한 다섯 배로 늘어난다! 담배는 면역력을 저하시키므로 자궁 감염을 일으킬 위험이 있다. 흡연을 하면서 알코올을 남용하면 위험성이 더욱 커진다.

인공수정을 해야 하는 경우, 여성이 담배를 피우지 않거나 금연에 성공하면 성공률이 두 배로 높아진다. 따라서 계획적으로 임신을 하고, 임신을 하겠다고 결심하는 즉시 담배를 끊어야 한다.

– 임신 : 프랑스 임신 여성 중 35% 가량이 담배를 피우고, 20%는 임신 기간 내내 계속 흡연을 한다.

흡연을 하면 여성의 호르몬계에 변화가 생겨 자연유산 확률이 높아진다(평균 3배로 늘어난다).

임신한 상태에서 담배를 피우면 태아가 성장에 필요한 산소 공급량 중 일부를 빼앗기면서 저산소증에 걸리게 된다. 또 니코틴이 혈관을 수축시켜, 모체와 태아 사이의 물질교환을 훼방한다.

담배 연기 속에 들어 있는 금속(카드뮴, 납, 니켈)과 타르 등 많은 성분이 태아의 기형을 초래한다. 앞서 언급한 저산소증 역시 골격이나 기관(뇌, 신장, 비장) 발달에 이상을 초래한다. 임신 초기 3개월간 흡연을 하면 아이가 신체 기형(얼굴 기형이나 사지 기형)을 가지고 태어날 위험이 커진다. 일각의 주장에 따르면 선천적 기형의 5%가 임신부의 흡연으로 인한 것이라고 한다.

니코틴은 식욕을 떨어뜨리므로, 흡연을 하게 되면 임신으로 인해 늘어난 필요량에 비해 영양 공급이 충분히 안 되고, 비타민 및 무기질이 부족해 태아의 성장이 더뎌질 수 있다. 담배 연기에 포함된 성분들이 혈액 속으로 들어가면 비타민이나 아미노산을 파괴하고, 따라서 태아 성장에 영향을 미친다.

흡연 여성의 아이는 일반적으로 정상체중에 못 미치는 채로 예정일보다 일찍 태어난다. 니코틴은 혈관 수축과 자궁동맥, 제동맥, 뇌동맥 속의 혈류 감소를 유발한다. 니코틴이 태아 뇌의 콜린성 시냅스에 미치는 영향이 장기적으로 어떤 결과를 낳는가는 아직 충분히 밝혀지지 않았다. 임상 연구에 따르면 흡연 여성의 자녀는 읽기와 수학에서 어려움을 겪으며, 나중에는 사회적 직업적으로 임신 중 비흡연 여성의 자녀보다 뒤떨어진다고 한다. 또, 임신 중 흡연은 불안, 주의력 장애, 집중력 장애, 수면 장애, 공격성 등 아이의 행동 장애를 유발한다.

임신 중 흡연과 암의 관계는 이미 40여 년 전부터 알려져 있다. 임신 중 흡연을 한 여성에게서 태어난 아이의 경우, 백혈병, 림프종, 빌름스종양이 일어날 확률이 두 배가 된다. 특히 임신 말기에 흡연할 경우 확률이 높아진다.

– 신생아와 유아 : 아이는 태어나는 즉시 부모의 흡연으로부터 보호되

어야 한다. 그렇지 않으면 재발성 감염, 천식, 또는 피부병 등의 환경적 유해 작용에 취약해지기 때문이다. 니코틴은 아이의 신경 발달을 저해하기도 한다.

더욱 심각한 문제는, 부모의 흡연이 영아의 급사를 초래하기도 한다는 사실이다. 임신 여성의 흡연은 출산과 동시에 아이에게 영향을 미치고, 남편도 흡연을 하는 경우가 많기 때문이다. 여성이 임신 중 하루에 담배 10개비를 피울 경우 영아의 사망률은 두 배가 되며, 10개비 이상을 피울 경우 5~6배까지 높아질 수 있다. 연구 결과, 아이가 부모의 흡연에 일찍 노출될 경우, 훗날 아이가 담배에 중독될 가능성이 높다고 한다.

– 수유 : 임신 중에 금연을 하다가 수유 중 다시 흡연을 하는 경우가 종종 있다. 이렇게 되면 니코틴 고유의 작용 때문에 모유의 양이 줄고, 지질 농도가 낮아진다.

니코틴은 모유 속으로 쉽게 들어간다. 모유 속 니코틴 농도는 엄마의 혈액 내 농도보다 2~3배 높으며 맛을 변화시키기 때문에 아이가 모유를 거부할 수도 있다(특히 엄마가 임신 중에 금연을 했다면 더욱 그렇다). 엄마가 계속 담배를 피우면서도 모유 수유를 하기로 결심하면 아이는 니코틴을 흡수하게 된다. 니코틴의 독성은 성인의 경우보다 심각하다. 아이가 작기 때문이기도 하지만, 간접흡연의 독성까지 더해지기 때문이다. 따라서 구역질과 구토, 심박률 증가 등의 증상이 나타나며, 장에 문제가 생기기도 한다. 니코틴 외의 담배 연기 속 성분들이 모유에 들어가 아이에게 미치는 독성은 아직 자세히 연구되지 않았지만, 영향을 미치는 것으로 추정된다.

흡연을 하면서 모유 수유를 하면 많은 문제가 발생하는 것은 사실이다. 하지만 흡연을 하더라도 분유를 먹이는 것보다 모유 수유를 하는 편이 좋다. 모유는 흡연이 초래하는 질환 일부에 대해 보호 작용을 하기 때문이다. 담배를 피우고 나서 두 시간 내에 수유해서는 안 되며, 수유 시간 중에는 절대 흡연해서는 안 된다. 하지만 최선의 방법은 물론 금연하는 것이다.

11_8 간접 흡연

흡연자들이 자주 드나드는 방의 공기를 분석한 결과, 담배 연기 안에 발암물질이 있으며, 벤젠 비율이 높고 일산화탄소도 상당히 많이 포함되어 있음이 드러났다. 작업장의 경우, 실내 공기 조절 장치가 보급되어 담배의 독성 물질들이 곳곳으로 분산된다. 따라서 공기 여과기를 사용해도 이런 독성 물질들을 걸러내기 어려우므로 아무런 효과가 없다. 흡연의 표지 물질 연구를 통해 흡연에 수동적인 형태가 존재함이 증명되었다. 소변 내 코티닌(니코틴의 주요 대사 산물)의 양을 통해 환경적 노출을 수량화할 수 있는데, 하루에 담배 0.1~2개비에 해당한다.

흡연자의 친지나 직장 동료들은 간접 흡연으로 인해 불쾌감을 느낄뿐더러, 원래 앓고 있던 병이 악화되고, 새로운 병에 걸리기도 한다.

흡연자의 배우자는 폐암에 걸릴 위험이 평균 35% 늘어난다고 추정된다. 프랑스에서 매년 2백 명, 미국에서는 매년 3천 명의 흡연자 배우자가 폐암으로 사망한다. 가정뿐 아니라 직장에서도 간접 흡연에 노출될 경우 위험이 더 커진다.

간접 흡연에 노출되면 동맥성 혈전증에 걸릴 위험성이 커지고, 혈액의 산소 운반 능력이 떨어지며, 노력성 폐활량도 현저히 줄어든다. 심혈관 질환 위험은 간접 흡연에 노출된 남성에게서 20%, 여성에게서는 10% 증가하며, 프랑스에서 매년 2천5백 명이 이로 인해 사망한다[60].

흡연 가정에서 자라는 아이들은 비흡연 가정 아이들보다 중이염, 비염, 인두염, 기관지 질환 등에 잘 걸린다. 간접 흡연은 천식에 걸릴 가능성을 높이기도 한다. 프랑스의 경우, 6만~10만 명의 아동이 간접 흡연으로 인해 심각한 천식에 걸리며, 그 가운데 1백 명 정도가 사망하는 것으로 추정된다. 부모의 흡연이 아이가 청소년이 되었을 때 담배에 의존하게 될 가능성(예를 들면 니코틴 내성, 담배를 피우고 싶은 충동)에 어떤 영향을 미치는가는 아직 밝혀지지 않았다.

프랑스는 간접 흡연의 위험성을 일찍 예측하고 대비한 편이다. 흡연자로부터 비흡연자를 보호하기 위한 법인 1976년 7월 9일 베이유 법loi Veil의 적용 법령에 간접 흡연의 위험성이 언급되어 있으며, 1991년 법(에뱅 법loi Evin)은 베이유 법의 조항을 강화했다. 일부 국가에서는 공공장소와 행정기관에서 흡연을 전면적으로 금하기도 한다.

---

60) 세계적으로는 한 해에 직접흡연으로 510만명, 간접흡연으로 60만3천명이 사망하고 있는 것으로 밝혀졌다. 세계보건기구(WHO)의 아르만도 페루가(Armando Peruga) 금연운동 본부장은 2004년부터 세계 192개국으로부터 수집한 자료를 종합분석한 결과 이 같은 사실이 밝혀졌다고 말했다.(「연합뉴스」 2011년 11월 26일자 참고).〈편집자 주〉

제3장

약물과 의약품간의 모호한 관계

Drogues et Médicaments:Des Liens Ambigus

192

마약류는 의학과 밀접한 관계를 유지해 오며, 오랫동안 진통제 등 가장 강력한 의약품에 속하기도 했다. 오늘날에도 여전히 다양한 마약류가 치료 목적으로 사용된다. 하지만 향정신성 약물들이 의학적 목적과 무관하게 오용되면서 사회적 문제가 제기되고 있다. 따라서 향정신성 의약품과 의료 행위의 관계는 모호하다. 모든 약물은 의사(또는 주술사)들에 의해 의약품으로서 사용되었고, 향정신성 의약품 대부분은 예전에 오용될 여지가 있었거나, 현재 오용되고 있는 것이다. 이러한 두 가지 측면은 서로 긴밀히 얽혀 있으나, 두 측면을 차례로 살펴보도록 하겠다.

1. 의약품으로서 사용되는 약물들

많은 향정신성 물질, 특히 마약류는 임상에서 흥미로운 약리학적 작용을 한다. 그러나 일반적으로 향정신성 속성만이 마약류의 유일한 적응증은 아니다. 모르핀류는 진통제로 처방되며, 코카인은 국소 마취제로 처방되는 등, 여러 용도로 쓰이기 때문이다. 마약류 사용은 대부분 엄격한 규제를 받는다. 특히, 마약류 소지는 특정 허가를 소지한 일부 직업군에만 제한되어 있다. 산업혁명 이후 19세기 유럽에서 불안장애에 시달리는 사람들이 늘어나면서 치료 수요가 폭발적으로 늘어났다. 그러자 프랑스 당국이 향정신성 물질(아편, 코카인, 모르핀) 소비를 규제하게 되었고, 자가치료 행위는 의료 행위의 범주로 들어오게 되었다. 마약류 남용을 통제하려는 목적의 법제가 제정되면서 의료에서 마약류 사용을 제한하였다. 하지만 1916년 법에 따라 사용되던 마약류 등록대장 대신 1999년부터 향정약 처방전 제도를 도입하면서 아편류 처방이 수월해졌다. 법제가 바뀌면서, 남용과 불법 거래가 확산된 여러 의약품들이 마약류 교부의 특별 규정을 따르게 된 것이다(특히 벤조디아제핀류가 이 경우에 해당한다. 2001년에 플루니트라제팜flunitrazépam[61] : 상품명 로힙놀Rohypnol, 2004

---

61) 플루니트라제팜 (Flunitrazepam)은 국내에서는 1995년에 향정신성의약품으로 지정되었으며 불면증치료제로도 처방이 가능한 환각성분이 함유된 약물임. 〈편집자 주〉

년 이칼륨 클로라제페이트clorazépate dipotassique 또는 상품명 경구용 트랑센Tranx ?ne 50mg, 2005년 경구용 트랑센 20mg).

모든 약물을 다룰 수는 없지만, 몇몇 약물이 의학 역사에 기여한 바를 살펴보도록 하자.

– 아편 : 오늘날 서구 사회에서는 아편을 의료 목적으로 사용하는 경우가 거의 없지만, 아편은 수천 년 동안 만병통치약으로 쓰였다. 흥분한 아이를 진정시키기 위해 양귀비 꽃을 달여 먹이기도 했고, 빅토리아 시대 영국에서는 소란스러운 아이에게 아편 팅크제를 몇 방울씩 먹이기도 했다. 아편을 넣어 만든 약 중에는 역사를 가로질러 오늘날까지 사용되는 것도 있다. 영국 의사 시드넘Sydenham이 만든 로다넘laudanum(사프란 가루를 넣은 아편 팅크제로, 17세기에 나온 제조법에 따라 아편, 그르나슈 포도주, 사프란, 계피와 정향을 섞어 만듦), 아편 토근 가루(도버의 가루약poudre de Dover) 또는 안식향 아편 팅크제('파레고릭 시럽' 또는 '파레고'로 알려진 약으로, 지사제로 쓰임)가 이에 해당한다.

– 아편류 파생물 : 아편류는 크게 세 가지 목적으로 처방된다.

• 고통의 치료 또는 예방 : 주로 뇌에 직접 작용해 고통을 치료 또는 예방하도록 처방된다. 덱스트로프로폭시펜, 파라세타몰 등과 코데인의 혼합물, 모르핀 ?등이 여기 해당한다. 마취통증의학과에서는 강력한 합성 아편류들을 펜타닐, 수펜타닐, 알펜타닐 등의 전신 마취제 또는 근이완제와 함께 처방한다.

• 불법 아편류 중독자들의 대체요법 : 프랑스에서는 헤로인 대신 메사돈이나 부프레노르핀을 사용해 중독증을 치료한다.

• 기침 또는 설사의 대증요법 : 아편류는 장의 수축을 억제하는 성질이 있다. 코데인, 로페라마이드 등이 해당한다.

– 코카인 : 19세기에 코카인을 원료로 많은 의약품이 만들어졌다. 코카인은 최초의 국소마취제이기도 하다[62]. 하지만 오늘날은 합성 국소마취제(리도카인lidocaïne, 부피바카인bupivacaïne 등)를 사용한다. 코카인과 달리 부작용이 적으며 향정신성 효과도 없고, 의존증이나 내성을 유발하지도 않기 때문이다.

– 암페타민류와 그 동족체들 : 이제는 의학적으로 암페타민류를 처방하거나 사용할 이유가 없다. 단, 아동의 과잉행동 증후군과 원발성 과수면 장애 치료는 예외로, 이 경우 보통 메칠페니데이트를 처방한다. 암페타민류는 식욕을 떨어뜨리는 성질이 있어 비만 치료에 쓰이기도 했는데, 프랑스에서는 더 이상 비만 치료 목적으로 처방되지 않는다.

– 대마 : 과거 서구 사회에서는 대마를 치료 목적으로 자주 사용했지만, 현대에 들어서면서 더 이상 치료용으로 쓰지 않는다. 대마는 특히 19세기에 의료적 용도로 널리 사용되었다. 부작용이 적어, 이전까지 아편이 독점하던 영역에 들어가게 된 것이다. 그러나 19세기 말이 되면서 대마는 잊혀져 갔다. 의사들은 대마보다 주사용 알칼로이드 등 산업적으로 제조된 의약품을 선호했다. 효과가 빠르고 뛰어났으며, 대량 생산이 가능했기 때문이다. 미국은 1937년부터 대마 처방을 금지하며, 프랑스는 1953년 약전에서 대마를 삭제하였다.

오늘날 많은 환자들은 대마가 천식, 녹내장, 간질, 에이즈 감염자의

62) 치과 진료 시 멘톨, 페놀, 코카인 등을 혼합해 만든 보냉Bonain 마취제를 썼다.

식욕 부진, 고통(사지 절단 후의 환각지, 류머티즘) 등의 증상을 호전시킨다고 증언한다. 대마 사용을 지지하는 쪽에서는 내성이 심하지 않고 천연 약물이라는 점, 분무제 형태로 사용할 수 있다는 점, 대마 사용에 대한 법적 규제가 강제성을 띤다는 점 등을 강조한다. 한편 반대하는 쪽에서는 타당한 과학적 연구가 부족하고, 언급된 적응증의 경우 다른 의약품들을 사용할 수 있다는 점, 다양한 물질이 함유된 대마를 대량생산 방식으로 사용할 수 없다는 점, 담배와 혼합해서 소비될 위험성, '치료용' 대마와 '마약용' 대마가 공존하면서 혼란이 초래될 수 있다는 점 등을 내세운다. 또한 THC를 원료로 제조된 합법적인 의약품(상품명 사티벡스Sativex)이나 합성 카나비노이드(드로나비놀dronabinol 또는 상품명 세사메트Césamet, 나빌론nabilone 또는 상품명 마리놀Marinol 등)이 있다는 점도 강조한다.

현재 대마를 둘러싸고 혼란스러운 양상이 빚어지고 있다. 대마 사용을 전면 차단하는 나라가 있는가 하면, 국제법과는 모순되지만 의료용 대마 사용이 용인한 나라도 있다. 리모나반트Rimonabant 등 합성 카나비노이드를 기반으로 하는 몇몇 신약만이 상세히 연구되고 상업화되어 있다.

– 엑스터시 및 기타 합성 약물: 엑스터시 및 페닐에틸아민류는 1960~70년대 미국에서 정신요법에 사용되었으나, 지금은 금지되었다. 펜사이크리딘[63]은 1960년대에 마취제로 사용되었다. 케타민과

63) 이 책 3장 해리성 전신마취제 부분을 참고할 것.

64) 이 책 3장 해리성 전신마취제 부분을 참고할 것.

GHB[주64]는 현재도 마취과에서 사용된다.

- 환각제 : 스위스 제약업체 산도즈Sandoz 사는 1940년대 말부터 의사들에게 델리시드Delysid라는 상품명으로 LSD를 자유롭게 제공해, 의사들의 연구를 권장했다. LSD는 정신분석학의 영향을 받은 정신요법에 효과적이다. 특히 잊혀지거나 억압된 경험을 의식의 표면으로 떠오르게 해 준다고 알려져 있었다. 이러한 사실이 대중 매체를 통해 알려지면서, 새로운 약효를 찾아 헤매던 사람들이 LSD를 구해 남용하는 사례가 늘어났다. 결국 1966년, 의사들이 요구하기만 하면 LSD를 구할 수 있던 시절이 막을 내렸고, LSD 배포는 허가된 기관에만 한정되었다. LSD는 난치성 통증 치료에도 처방되었다. 하지만 엄밀히 말해 LSD는 진통제가 아니다. 그저 정신적으로 통증을 환자의 육체와 '떼어놓을' 뿐이다.
- 알코올 : 일각에서 오랫동안 주장한 바와는 달리 알코올에는 치료 효과가 전혀 없다. 물론 살균제로서는 효력이 있으며, 예전에는 전장에서 전신 마취제로 사용되기도 했다.
- 담배 : 담배는 오랫동안 여러 가지 치료 효과가 있는 것으로 알려졌으나('두통에 잘 듣는 약초' 라고 알려지기도 했음), 오늘날 서구에서는 더 이상 치료용으로 쓰이지 않는다. 니코틴 합성 파생물들은 여러 가지 적응증(통증, 알츠하이머병)에서 연구되고 있으며, 니코틴 자체는 니코틴 중독증 대체요법에 사용된다.

2. 의약품 오용

일부 향정신성 의약품이 오용되면서 마약류와 마찬가지로 공중보건 문제를 일으키기도 한다. 오용 및 남용 가능성이 있는 물질 가운데 대중매체를 통해 널리 알려진 예를 몇 가지 살펴보겠다.

2_1 중추신경계 진정제

a) 신경안정제와 최면제

프랑스를 비롯해 유럽 내 프랑스어권 국가들은 신경안정제와 최면제 등 향정신성 의약품을 많이 소비한다. 이러한 의약품은 대부분 벤조디아제핀 계열에 속하는 것으로, 불안증, 불면증 등 수면장애 증상을 치료하는 데 쓰인다. 벤조디아제핀 계열의 물질들은 모두 동일한 약리학적 속성을 지닌다. 바로 항불안, 최면, 항경련 속성인데, 처방된 양이나 고유의 효력에 따라 주요 치료 효과가 달라진다. 이러한 물질들이 널리 사용되면서 여러 문제가 발생하고 있다. 프랑스의 르그랭Legrain 위원회에서 1990년에 발표한 보고서는 이러한 내용을 강조한 바 있다.

벤조디아제핀 계열은 치료계수가 큰 편이어서 다루기가 용이하므로 자주 처방된다. 그러나 신경정신적 신체적으로 상당한 부작용을 일으키는 것으로 알려져 있다.

신경정신적 효과

벤조디아제핀 계열 중에서도 제일 강력한 물질들(소량으로도 최면 효과가 있음)의 경우, 많은 양을 사용하거나 남용하면 각성 능력과 반사 작용이 떨어져 졸음운전으로 인한 교통사고를 초래할 수 있다. 벤조디아제핀 계열을 장기간 복용하면 기억력이 떨어진다. 반감기가 짧은 벤조디아제핀 계열의 경우, 드물기는 하지만 정신운동성 자동증, 완전 기억상실증 등을 유발한다. 따라서 이상한 행동이나 익숙하지 않은 행동, 심지어 불법 행위(경범죄, 폭력, 잠적)를 저지르고도 제대로 기억하지 못한다.

신체적 효과

벤조디아제핀 계열은 근이완 작용을 함으로써 환기 장애를 일으킬 수 있다. 그러므로 호흡 곤란 증상이 있는 환자에게는 처방해서는 안 된다.

벤조디아제핀 계열은 심장 질환 발병 가능성을 높인다. 또 수면 무호흡증이 발생할 확률이 높아질 뿐만 아니라 호흡이 정지하는 시간도 길어진다. 따라서 50세 이상의 경우, 특히 비만, 고혈압, 주간 기면 등의 증상을 보이는 경우 신중한 처방이 필요하다.

벤조디아제핀 계열을 사용해 지나치게 오랜 기간 치료를 받으면 금단 증상 때문에 치료를 그만두기 어려워진다. 이러한 의존성은 일주일 이내 등 조기에 나타날 수 있다. 그러므로 벤조디아제핀 계열을 수년에 이르도록 비정상적으로 오랫동안 소비하게 된다. 반면 프랑스의 의무적 의료지침(R.M.O.)에 따르면 벤조디아제핀 계열 신경안정제 처방은 최대 3개월, 최면제 처방은 최대 1개월까지만 허용된다. 금단 증상은 특별히 심각하지는 않으나 종류가 많다. 잠드는 데 어려움을 겪고 밤에 잘 깨며 악몽을 꾸고, 그 밖에도 불안, 흥분, 신경과민, 슬픔, '데자뷰' 현상, 운동실조증, 두통, 현기증, 구역질, 식욕부진, 복부 근육통, 과민증, 눈부심, 지각이상paresthésie[65] 등의 증상이 나타난다. 하지만 불면증이나 불안증은 숨어 있던 임상 증상이 벤조디아제핀 계열을 복용하면서 다시 나타나는 것으로 볼 수도 있다.

금단 증상은 복용을 중단하면 나타나며, 반감기가 짧은 물질의 경우는 반응이 다소 빨리 나타난다. 반감기가 긴 물질의 경우는 사용을 완전히 중단하고서 일주일 뒤에 금단 증상이 나타나기도 한다. 하지만 반감기가 짧은 물질의 금단 증후군이 더 흔히 나타나며 증상도 심각해서 더 '중독성이 있는' 것으로 알려져 있다.

약물 중독 측면에서 볼 때, 프랑스에서는 플루니트라제팜(상품명: 로힙놀Rohypnol), 이칼륨 클로라제페이트(상품명: 트랑센Tranxéne), 디아제팜(상품명: 바리움Valium) 등이 주로 남용된다. 이러한 약품에 중독되면 복용량이 20배 내지 50배까지 늘어나며, 충분한 양을 확보하기 위해 여러 의사에게 진료를 받는다. 많은 양에도 내성이 생긴 경우, 강력한 탈억제 효과를 얻기 위해 주사로 투여한다. 이때 심각한 금단 증상이 나타난다. 극소외계층에서 드물게나마 여전히 이러한 경우를 찾아볼 수 있다. 약물중독자는 대부분 벤조디아제핀을 알코올이나 불법 약물과 혼

65) 여기서 말하는 지각이상은 피부 속이 '따끔거리는' 느낌, 피부가 '흘러내리는' 느낌을 가리킨다.

합하여 복용하거나, 자의 또는 타의로 아편류를 끊어야 하는 상황(공급이 중단되거나 보유량이 떨어진 경우)을 견디기 위해 사용한다.

b) 해리성 전신마취제

해리성 전신마취제는 본래 목적인 마취 작용 외에도 투여량에 따라 일시적으로 해리성 정신 장애를 유발할 수 있다. 이 경우 감정, 사고, 행동의 연결 고리가 끊어져 여러 가지 부조화가 드러난다. 이에 따라 말투, 태도, 사고, 인지 및 업무 수행 간 조화가 잘되지 않고, 양가감정, 이상 행동을 보이기도 한다. 또 현실에 무관심해지는데, 이는 무언증과 정신적 경직성을 보이는 환자에게서 흔히 볼 수 있는 증상이다. 감각적 착각을 수반하는 등 결국 정신질환 증상과 유사하다고 할 수 있다.

펜사이크리딘

펜사이크리딘은 1950년대에 전신마취제로서 상품화되었다. 하지만 많은 환자가 이 약물을 처방받은 뒤 정신적으로 심각한 반응을 보이고, 흥분과 환각을 수반한 증상이 오래 지속된다는 사실이 드러났다. 이로 인해 펜사이크리딘은 1965년에 제약 시장에서 퇴출되었다. 이후 수의학에서만 사용되다가 1978년부터는 사용이 일절 금지되었다[66].

펜사이크리딘은 1960년대 미국에서 환각 약물로서 널리 사용되다가 1973~74년부터 여러 가지 이름으로 알려지기 시작했다. 평화의 알약PeaCe Pill을 줄여 PCP라고 불리기도 했으며, 천사의 먼지 또는 천사

66) 국내에서는 1973년에 사용이 금지되었음.〈편집자 주〉

의 분말angel dust로 불리기도 했다. 처음에는 입이나 코로 투약하다가 나중에는 대마초 등과 섞어 흡연하거나 주사하는 편이 늘어났다. 불법 제조업자들은 PHP, PCC, PCE, TCP등 펜사이클리딘 동족체를 생산했고, 이와 관련된 범죄 행위가 장안의 화젯거리가 되었다. 결국 미국 상원은 1978년에 펜사이크리딘을 '인류에게 알려진 약물 중 가장 위험하고 기만적' 이라고 규정하였다.

펜사이크리딘은 N-메틸-D 아스파르트산염acide N-méthyl D-aspartique, NMDA이라는 신경전달물질의 활동을 조절하는 수용체에 붙어 뇌에 작용한다. 펜사이크리딘은 NMDA의 길항 작용과 항콜린 작용을 한다. 약리학적으로는 헤로인과 달리 일상적인 복용량으로는 환각이나 정신적 증상을 일으키지 않는다.

펜사이크리딘 사용자들(더스터dusters라고 불리기도 함)은 의식이 다양하게 변하기를 바란다. 적은 양을 복용하면 단순한 흥분 작용을 하며(들뜬 상태buzzed), 복용량을 늘리면 운동실조가 일어나며 신체 감각에 변화가 생긴다(쇠약 상태wasted). 복용량을 더 늘리면 '오존 상태ozoned' 가 되어 의식은 있으나 사지가 경직된다. 펜사이크리딘은 지용성이기 때문에 복용하면 효과가 수 분 내로 나타난다. 일반적인 복용량(5~10mg)으로는 효과가 4~6시간 지속되지만, 훨씬 오래가기도 한다.

펜사이크리딘은 부적절한 행동이나 폭력적인 행동, 초조, 이상 황홀감, 환각, 신경 장애(방향 감각 상실, 운동 실조, 안진, 경련 등), 혈압에 영향을 미치는 심혈관 장애, 구역질과 구토 등을 수반한 정신 반응, 고체온증 등을 유발한다. 급성 중독 시에는 호흡저하로 인해 사망하기도 한다. 펜사이크리딘이 오랫동안 체내의 지질 조직 속에 억제되어 있으므로 플래시백 현상이 자주 나타난다. 이러한 증상은 항불안제와 항정신질환제를 처방해 대증 요법으로 치료한다.

GHB

감마 하이드록시 부티레이트γ-hydroxybutyrate(GHB, gamma-OH)는 1961년에 프랑스 정신과 전문의 앙리 라보리Henri Laborit(1914~1995)에 의해 최초로 합성되었다. 이 물질은 포유류의 뇌에서 생리적으로 생성되며, 가바성GABAergique 신경전달물질과 도파민 운반체 역할을 하는 것으로 알려져 있다. GHB는 속효성 마취제 및 최면제로 이용되었을 뿐 아니라 수면 리듬 장애(기면증) 치료에도 사용되었다. 미국에서는 1998년까지 자유롭게 판매되었으며, 가벼운 진정제나 체중 조절제로 사용되었다(GHB는 성장 호르몬 분비를 촉진함). 하지만 1990년대에 들어서면서 미국은 GHB 중독 문제에 직면하였다[67] 일부 사용자가 적은 양으로도 이상 황홀감과 탈억제 효과를 추구했던 것이다(그래서 액상 엑스터시liquid ecstacy라고 불림). GHB를 남용하면 복용량에 따라 중독증이 유발되기도 한다. 이때 현기증과 어지럼증, 구역질과 구토증, 졸도, 간헐적 경련성 근수축, 주변시vision péruphérique 결손, 초조, 서맥, 호흡 곤란, 환각, 실신, 혼수상태 등의 증상이 나타난다. 사용량이 60~70mg/kg를 넘으면 남성의 경우 몇 시간 동안 혼수상태에 빠지기도 한다. GHB의 효과는 알코올, 엑스터시, 암페타민류 등의 약물과 혼합될 경우 더욱 심각해진

---

67) 미국은 2000년 3월에 규제약물로 지정되어 사용이 금지됨. 국내에서는 2001년 12월부터 규제약물로 지정됨. 〈편집자 주〉

다. 반면 대마는 GHB의 효과에 길항작용을 한다. GHB를 반복적으로 사용하면 정신적 육체적으로 의존증을 일으키지만 금단 증상은 거의 없다.

케타민

1960년대에 수의학에 도입된 케타민은 코로 흡입하거나, 입으로 삼키거나, 정맥 주사나 근육 주사로 처방될 수 있다. 케타민은 특히 미국에서 수의과 처방전을 훔치거나 도용함으로써 구할 수 있다. 하지만 무엇보다 불법 제조실에서 생산된다. 케타민을 다른 합성 약물과 혼합해 당의정 형태로 만든 것이 특히 널리 퍼져 있다.

케타민의 효과는 4~6시간 지속되는데, '탈육체extracorporalité' 경험을 하게 된다. 이는 우주 공간 속을 떠다니는 듯한 느낌으로, 시각적 촉각적 환각을 수반하기도 한다. 케타민 사용자들은 이러한 증상을 '임상적 죽음Near Death Experiences'(NDE)과 연관 짓는다. 케타민을 사용하면 공황발작, 공격성을 동반한 불안, 기억 장애와 환각 망상K-hole 등의 정신적 반응에 노출된다. 신경 장애(일시적 마비, 호흡 저하)와 소화기 증상(구역질, 구토)이 나타나기도 한다. 급성 중독은 장기 혼수상태, 심하면 사망으로 이어진다. 플래시백 현상이 자주 반복해서 나타난다. 케타민은 흥분성 약물의 작용을 강화하거나, 아편류 복용 후 약효가 떨어질 무렵의 불쾌감을 완화해 준다. 케타민은 특히 레이브 파티를 즐기는 사람들에게 인기가 있는데, 피해자 몰래 향정신성 약물을 투약해 범죄를 저지르는 데 사용되어 세간의 화제가 되기도 한다. 프랑스에서는 1990년대 말 경부터 널리 사용되었고, 1997년에 마약으로 분류되었다[68].

2_2 중추신경계 자극제

향정신성 의약품 남용은 흔한 일이다. 코카인은 19세기 이래로 가장 널리 오용되며, 암페타민류는 오랫동안 도핑제로 쓰여 스포츠계를 떠들썩하게 했다. 이 책에서는 미국에서 많이 처방되는 메칠페니데이트와 향정신성 식욕억제제의 예를 살펴보겠다. 향정신성 의약품에 남용 위험이 있는 것은 사실이다. 그렇다고 해서 처방과 공급을 엄격히 통제한다는 명목으로 의약품으로서의 분명한 효능까지 무시해서는 안 될 것이다.

a) 항우울제

최근 들어 항우울제 소비량이 늘어나는 추세이다. 1990년대에는 판매량이 매년 약 70%씩 늘어나기도 했다. 반면 최면제와 신경안정제의 소비량은 1990년 중반부터 거의 변함이 없다. 1996년 발표된 자리피앙Zarifian 보고서는 언론으로부터 큰 반향을 얻었다. 이 보고서는 우울증과 치료법, 항우울제 남용 가능성에 대해 많은 문제를 제기하였다.

프랑스에서 항우울제 오용은 드물다. 반면 미국에서는 비교적 흔히 일어난다. 항우울제라고 해서 모두 오용되는 것이 아니라, 부작용이 적고 자극 효과가 있는 약품들이 가장 각광받는다[69].

68) 국내에서는 2005년 11월에 마약류(향정신성의약품)로 지정됨.〈편집자 주〉

69) 대표적인 예는 플루옥세틴fluoxétine(상품명: 프로작Prozac)이다. 기타 유사 물질들도 덜 알려져 있기는 해도 오용되는 경우가 있다.

b) 메칠페니데이트

메칠페니데이트(상품명 : 리탈린Ritaline, 콘서타Concerta)는 영미권에서는 이미 오래전에, 프랑스에서는 1995년부터 상품화되었다. 메칠페니데이트는 6세 이상 아동에게서 주의력 결핍 과잉행동장애를 유발한다. 그래서 프랑스에서는 이 약물을 사용한 치료를 매우 엄격하게 규제한다.

미국에서 메칠페니데이트 처방이 남발되는 것은 오진 때문이기도 하다. 사실 과잉행동장애를 앓고 있다고 알려진 아동 중 상당수는 단지 소란스러운 것 뿐이다. 통계 자료에 따르면 주의력 결핍 과잉 행동 장애의 발병률은 전체 인구의 4%에 지나지 않는다. 그런데도 버지니아, 노스캐롤라이나, 미시간 등의 주에서는 학령기 아동의 10~15%가 매일 '유순해지는 약pilule de l'obéissance'을 먹어야 한다. 교사의 주의를 받은 부모들이 의사와 상담을 받고 약을 처방받기 때문이다. 2003년, 18세 미만 미국인 8천만 명 가운데 4백만~5백만 명이 메칠페니데이트를 처방받았으며, 이러한 현상은 여전히 벌어지고 있다. 메칠페니데이트의 세계 총생산량 가운데 90%가 미국에서 판매되고 있다.

메칠페니데이트 처방을 받은 아동은 물론 부모까지도 의사가 처방을 중단해도 계속 복용하려는 경향을 보인다. 초급학교, 고등학교, 대학교 주변에서 메칠페니데이트 불법 거래가 성행하자 미국 마약수사국Drug Enforcement Administration은 1999년에 경계를 강화하였다. 학교에서는 주로 정제를 빻아서 코카인 대용으로 '흡입'한다.

c) 식욕억제제

식욕억제제[70]의 효과는 비만 치료에서 요구되는 것이다. 하지만 요즘은 다른 유형의 치료법을 선호한다. 식욕억제제 대부분이 향정신성 속성이 강해 남용과 오용 사례가 많기 때문이다. 물론 펜플루라민fenfluramine[71], 덱스펜플루라민dexfenfluramine 등의 식욕억제제는 암페타민류와 구조적으로 유사하면서도 중독성이 훨씬 약하다. 그런데도 오늘날 사용이 금지된 것은 때론 죽음을 초래할 정도로 위험하기 때문이다. 신체적 위험에 노출시킨다. 식욕억제제를 복용하면 전신성 고혈압, 폐동맥 고혈압, 경색증, 심장판막증, 수면 장애, 정신병적 장애 등의 증상이 나타난다. 프랑스에서는 1997년에 덱스펜플루라민(상품명: 이조메리드Isoméride) 시판 허가가 취소되었다. 같은 시기에 미국 제약 시장에서는 펜플루라민과 덱스플루라민이 철수되었다. 하지만 많은 개발도상국과 온라인에서는 여전히 식욕억제제 거래가 성행하고 있다. 특히 펜터민phentermine과 펜플루라민의 혼합물인 펜펜fen-phen은 심각한 공중 보건 문제를 초래하고 있다.

d) 누트로픽

누트로픽nootropes(그리스어로 정신을 뜻하는 noos와 어딘가로 향한다는 뜻을 가진 tropein의 합성어)은 지각 능력을 향상시켜 주는 의약품으로, 다양한 신경계 증상(치매, 파킨슨병, 기면증, 과수면 장애 등)에 처방된다. 주요 치료적 속성

70) 문자 그대로 '배고픈 느낌을 없애주는' 약.

71) 국내에서는 1989년부터 향정신성 의약품으로 지정됨.〈편집자 주〉

은 지적 언어적 자극으로, 부차적으로 각성 정도와 주간 각성을 증진(또는 회복)해준다. 가장 흔한 부작용은 정신운동성 초조, 불면증, 신경증, 공격성이다. 일부 누트로픽 물질은 식욕억제 작용을 하며, 심혈관계에 영향을 미치기도 한다. 누트로픽 의약품을 사용해 오랫동안 치료를 받으면 신체적 정신적 의존성이 초래될 위험이 있다.

누트로픽은 주로 머리를 좋게 하는 약smart drugs(또는 smarties)으로 알려져 있는데, 본래의 치료 목적과는 달리 각성 상태와 각성 정도를 향상시켜 집중력, 기억력, 신체적 또는 성적 능력을 개선하려는 목적으로 사용된다. 최근에는 레이브 파티 참석자 사이에서 불법 향정신성 물질(코카인, 암페타민류, 엑스터시 등)의 대용물로 인기를 끄는 것으로 보인다.

판매 중인 주요 누트로픽으로는 피라세탐piracétam(상품명: 누트로필 Nootropyl), 모다피닐modafinil(상품명: 모디오달Modiodal), 아드라피닐 adrafinil(상품명: 올미폰Olmifon), 셀레질린sélégiline(상품명: 데프레닐 Déprényl), 멜라토닌mélatonine 등이 있다. 이러한 물질들은 보통 서로 혼합되거나 다른 불법 약물들과 혼합되어 잠재적으로 위험한 물질이 된다. 일반적으로 처방을 받아야 구할 수 있지만, 온라인에서 쉽게 구입할 수 있다.

제4장

사회적으로 허용된 수준의 약물 사용과 약물 의존

De l'usage Intégre á La Pharmmacodépendance

192

앞에서 우리는 여러 약물의 위험성이나 투약법 등을 살펴보았다. 그러나 이러한 단순한 개념을 넘어, 약물 소비가 우리 사회에 미치는 영향을 더 상세히 이해하기 위해서는 소비 행동이라는 개념을 고려해 보아야 한다. 지금은 약물 중독 관련 당국에서도 약물 소비 행동의 유형학을 인정한다. 파르케 보고서(1998년)와 레노 보고서(2001년)는 인간이 약물과 맺고 있는 관계를 정리한 바 있다.

약물 사용자는 저마다 다른 정도의 개인적 또는 사회적 문제들에 둘러싸여 있고, 이로 인해 종종 비난을 받기도 한다. 그러나 이런 문제들이 전적으로 약물 때문에 생겨났다고 볼 수는 없다. 그렇기 때문에 약물 소비를 중단하는 것만이 능사가 아니다! 강력한 약물을 복용한다고 해서 반드시 문제가 일어나는 것도 아니며, 도리어 일부 향정신성 물질의 경우, 소량을 복용해도 개인적으로나 사회적으로 심각한 결과를 초래할 수 있다.

이에 따라 WHO와 과학계에서는 현재 향정신성 물질 소비를 세 단계로 구분한다.

- 어느 정도 위험을 감수한 약물 사용 : 이 단계는 미사용에서 사용까지를 포괄하며, 사회적으로 허용된 수준을 철저히 준수하는 단계를 거친다.
- 유해한 사용이나 남용 : 위험을 겪을 가능성이 크며, 실제로 육체적,

정신적 또는 사회적으로 피해를 입는다.

- 약물 의존 : 금단 증상을 피하기 위해 약물을 소비하는 등 정신적 또는 신체적으로 약물에 의존할 필요성을 느끼는 단계이다. 영어권에서는 이러한 필요성을 크레이빙craving(갈망)이라고 부른다.

유해한 약물 사용 행동과 약물 의존까지를 포괄해 '문제적' 소비라고 일컫는다. 하지만 이 안에는 개개인의 다양한 현실이 포함되어 있다. 남용이나 의존 가능성이 있는 향정신성 물질의 종류가 여럿인 만큼, 소비 전략 역시 다양하기 이를 데 없다. 일부 물질의 경우는 의존 인구를 정확히 헤아리기조차 쉽지 않다.

1. 미사용에서 위험을 감수한 사용까지 : 향정신성 물질 사용

향정신성 물질 소비의 성격과 정도가 통계상으로 의미 있는 사회적 개인적 손해를 유발하지 않는다면 큰 문제가 되지 않는다. 이 경우 약물 소비는 주기적으로 이뤄지든 일시적으로 이뤄지든 병리학의 영역과는 무관하다. 공중 보건 당국 또는 사회가 나서서 해결해야 할 만한 성격이 아니기 때문이다. 물론 합법 약물(프랑스의 경우 특히 알코올이 해당됨. 여럿이서 파티에서 소비하거나 정기적으로 소량씩 소비함)뿐만 아니라 불법 약물(예를 들면 대마. 대마 소비에 따른 법적 책임은 물론 공공의 영역에 속함) 양쪽 모두 이에 해당한다.

그렇다 하더라도 약물 사용이라는 개념에는 논란의 여지가 있다. 과학계 일각에서 여전히 논의가 진행 중이며, 우리 문화권에 익숙하지 않은 물질의 경우는 더욱 널리 받아들여지지 않고 있다. 실제로 약물을 소량 사용한다 하더라도 이론적으로는 위험을 내포하므로 통계적으로 의미가 있다고 할 수 있다. 실상을 따져보면 지나치게 단순화한 개념이라고도 볼 수 있겠지만, 레노 보고서(2001년)에서는 이 개념을 세 단계로 구분한다.

1) 약물 미사용 : 약물을 전혀 사용하지 않는 상태를 말한다. 일차적인

현상(사용 경험이 전혀 없는 경우) 또는 부차적인 현상(사용을 중단한 경우)을 가리킬 수 있다. 프랑스인 가운데 약 10%는 알코올을 소비한 경험이 전혀 없으며, 약 70%는 담배를 피우지 않고, 90%는 불법 약물을 절대로 사용하지 않는다고 한다.

2) 사회적으로 통제된 약물 사용 : 특정한 문화적 맥락에 속하는 소비 형태로, 특정 물질에 높은 가치를 두거나 거부하기도 한다. 우리 사회 내의 알코올 소비, 이슬람 사회 내의 알코올 또는 대마 소비, 예멘의 카트 소비, 아메리카 인디언의 애니미즘 사회의 환각 식물 소비 등을 예로 들 수 있다. 이런 소비 형태는 일시적 소비이든 주기적 소비이든 인구 상당수에 해당된다. 그 성격을 다음과 같이 구분할 수 있다.

- 교제의 일환 : 우리 사회에서 식전주, 샴페인 등의 알코올 소비가 해당한다.
- 사회적으로 허용된 수준의 사용 : 약물을 사용하더라도 사회적으로 소외되지 않게끔 주의한다(원칙적으로 모든 향정신성 물질과 관련이 있으며, 때로는 혼합 약물과도 관련이 있음).
- 페스티벌 등에서의 사용 : 주로 합성 약물을 소비한다.
- 성사 의식에서의 사용 : 우리 사회에서는 예외적이지만, 전통 애니미즘 사회에서는 매우 흔히 볼 수 있다.

약물 사용이 통과의례의 가치를 지닌다고 볼 수도 있다. 실제로 약물 사용이 금지되면서, 청소년(또는 청소년 전 단계)은 도리어 약물 소비를 통과의례와도 같은 특권으로 여기게 되었다. 대마를 피우는 것이 성인 사회에 도전하고, 법을 어기며, (최소한의) 위험을 감수하는 상징이며, 또래 집단의 인정을 받는 길이 된 것이다. 담배를 피우거나 술을 마시는 것도 마찬가지이다. 처음으로 담배를 피우거나 처음으로 취해 보는 것이 통과의례와 동일시된다. 이러한 행위는 남성성, 용기, 교제 등 성인 사회의 속성에 적응하는 것이기도 하다. 통과의례로서 약물을 사용하다가 유해한 사용 단계로 이어지기도 하며, 담배의 경우 얼마 지나지 않아 의존증에 빠지기도 한다.

3) 유해한 사용 : 형식 면에서는 사회적으로 허용된 수준으로 볼 수 있지만 근본적으로는 피해를 유발할 가능성이 있는 소비 단계를 말한다. 상황에 따른 위험과 양적 위험이 이 경우에 해당한다. 상황에 따른 위험이란 운전 중 주의력 감퇴 같은 예뿐만 아니라, 태도가 변하거나 임신 중 태아에게 피해가 갈 수도 있음을 뜻한다. 반면 양적 위험은 어린 나이에 향정신성 물질 소비를 시작하는 경우, 약물과 독성이 축적되는 경우, 자가치료 목적으로 사용하는 경우, '환각 상태' 또는 마취 작용을 노리는 경우, 사회적으로 적절한 선을 넘어선 소비 행위를 반복하는 경우 등을 말한다. 이러한 소비 유형은 사회적으로 허용된 수준과 남용 또는 유해한 사용의 경계 선상에 있다고 하겠다. 이 경계선은 끊임없이 움직인다. 남용과 유해한 사용에 대해서는 나중에 다루도록 하겠다[72].

72) 여기에는 특히 향정신성 물질을 사용한 도핑 행위가 포함된다(비향정신성 물질을 사용하는 경우도 있지만, 이 책에서 다루는 내용에는 해당하지 않음)

구체적인 예를 살펴보면 향정신성 물질 사용 단계를 더 잘 알 수 있다. 전통 사회에서는 완벽히 용인되었다면 현대 사회로 접어들면서 다양한 위험성을 지니게 되면서 유해하게 사용되기에 이르렀다고 할 수 있다.

– 애니미즘 사회의 전통적 약물 사용. 환각제를 예로 들 수 있다.
– 생산성 본위 사회의 사회적으로 허용된 수준의 약물 사용. 향정신성 물질들과 누트로픽이 여기 해당된다.
– 페스티벌 등에서의 약물 사용.
– 복합 약물 중독 맥락에서의 혼합 약물 사용.

1_1 전통문화에서의 약물 사용: 주술사들과 약물

전통 사회는 삶과 죽음을 자연 현상이 아니라 초자연적인 현상으로 본다. 따라서 전통 사회에서는 의료 행위가 종교 행위와 크게 분리되지 않으며, 환각 식물이 흔히 사용된다. 주술사들은 환각 식물을 사용해 신들과 인간 사이를 중재하고, 병의 원인과 적절한 치료법을 찾는다.

그리스어 학자 칼 럭Carl Ruck과 민족식물학자 고든 와슨Gordon Wasson은 '도취제enthéogène'(그리스어로 신들린 상태를 뜻하는 entheos에서 온 이름. 문자 그대로는 '자기 안에서 신(들)을 만드는', 질베르 루제Gilbert Rouget의 번역에 따르면 '신을 부르는' 이라는 뜻)라는 신조어를 고안해서 최면 상태나 신들린 상태를 유발할 수 있는 향정신성 물질을 정의하였다. 도취제는 고유한 문화적 맥락에서 사용되며, 정신 장애를 일으키지는 않지만 영적 체험이

나 신비 체험을 경험하게 한다. 이러한 체험은 말로 표현하기 어려우며 일상 현실을 뛰어넘는 것으로, 환영을 보는 듯한 착각을 하게 된다. 따라서 도취제는 '사이키델릭'('영혼을 드러내는') 세계와는 또 다른, 서구 문화와 관련이 있는 세계에도 해당한다고 하겠다.

환각 식물(아야우아스카, 요포 yopo, 살비아 디비노럼salvia divinorum, 페이오트, 환각 버섯 등)이 의식에 사용될 때, 치료사와 환자는 최면 상태에 빠지면서 병명과 치료법을 알게 된다. 이때 치료사와 환자가 모두 최면에 빠지는 경우도 있고, 둘 중 한 명만 최면 상태가 되기도 한다. 사회에 따라서는 구성원 전체가 특정한 경우에 모두 함께 환각 식물을 사용하거나, 통과의례를 앞둔 청소년 등 일부만이 사용한다. 주술사 또는 치유사는 개인적 또는 사회적 환각의 안내자 역할을 한다. 환자로 하여금 주술사 또는 치유사로서 자신이 지닌 능력을 믿도록 하여 안심시키는 것이다. 인류학자들은 이를 근거로 전통 의학에서 환각 물질을 사용한 것과 1960년대 서구 사회에서 정신치료의 일환으로 LSD 등의 환각 의약품을 사용한 것을 대조하였다.

1_2 생산성 제일주의 사회가 허용하는 한도 내의 약물 사용

직장 생활 등을 무리 없이 계속하면서 약물을 사용한다면 사회적으로 허용된 수준으로 소비한다고 말할 수 있다. 약물을 사용한다고 해서 생활 전체가 약효나 약물 사용으로만 한정되는 것은 아니다. 사용자가 특정 계층이나 문화 집단에 속하지 않는 경우 파악이 어렵다 보니(원칙적으로 파악이 불가능하거나 장기간 파악이 어려움) 사회나 보건 당국의 눈을 벗어나 있고, 따라서 이들이 어떤 식으로 약물을 사용하는지를 밝히기도 어렵다. 과거에도 그러했지만, 최근 들어 전통적으로 용인되던 향정신성 물질인 알코올 소비가 줄어들고 불법 약물(대마 및 정신자극제)과 향정신성 의약품 소비가 급증함에 따라 약물에 대한 시선이 변하면서 이러한 현상이 더욱 강조되는 추세이다. 실제로 오랫동안 알코올은 문화의 일부로 여겨졌다. 물론 종종 오남용 사례로 인해 문제를 유발한 것도 사실이기는 하다. 반면 대마는 공중보건에 거의 영향을 미치지 않는데도 늘 규탄의 대상이었다.

특정 약물 사용이 사회에서 용인되는 데에는 이유가 있다. 환각제 등을 사용할 경우 정상적인 직업 활동이 불가능한 반면, 암페타민 등 능률을 개선시켜주는 것으로 알려진 약물은 중단기적으로 사용해도 큰 무리가 없고, 어느 정도 도움이 되기도 한다. 사용자는 보통 스스로 사용을 조절하는데, '대담'한 수준으로 사용하더라도 '유해한[73]' 상황은 피하려고 노력한다. 따라서 사용자는 계획과 예상을 통해 약물 소비의 균형을 자율적으로 맞추고, 약물에서 회복되는 시간을 고려하며, 약물을 신중히 선택하고, 원하는 약효에 적합한 투약 방법을 선택한다. 또 직업상 엄격하게 통제된 생활을 해야 한다면 주말과 휴가에만 약물을 사용하는 등의 노력을 기울인다. 사용자는 개인적 균형 또는 직업적 균형이라는 전략적 관점에서 약물을 '도구'로 사용하는 능력을 자랑스러

73) 더 자세한 사항은 2004년 *Toxibase* n°15에 실린 아스트리드 퐁텐느Astrid Fontaine의 Drogues et travail, des enjeux politiques, économiques et personnels(이 책에서 참고한 특집기사)과 사회학자 알랭 에렌베르Alain Ehrenberg의 연구를 참고할 것.

워하면서도, 자칫 약물에 의존하게 되지 않을까 두려워한다. 또 '기분 전환용' 으로 약물을 사용하다가 예기치 않게 크고 작은 문제가 생기지 않을까 하는 불안에 시달린다. 기분 장애, 피로, 수면 장애, 성욕 감퇴 등의 부작용이 나타나면 약물 사용을 중단하는 것으로 문제가 해결되기도 한다. 약물 사용자는 법적인 처벌을 걱정하기보다, 정상적이면서 사회적 가치에 합당한 이미지를 유지하는 데에 신경을 쓴다. 그렇기 때문에 사회가 허용하는 범위 내에서 약물을 사용한다. 직업적 성공을 꾀하면서도(전형적인 '중독자' 의 이미지와 멀어지는 길이기도 함) 직장 생활에만 매어 사는 것이 아니라, 사회적으로 타협하면서 일상과 일탈의 경계를 아슬아슬하게 넘나드는 것이다. 혹은 그저 단순히 사회학자 알랭 에렌베르Alain Ehrenberg와 파트릭 미뇽Patrick Mignon의 표현대로 '화학적 목발béquille chimique' 에 의지하는 것이라고도 할 수 있다.

이런 점에서 향정신성 물질과 누트로픽의 예는 의미가 있다[74]. 이러한 약물을 사용하는 것은 사회 안에서 개인의 자유를 실현하고자 하는 데에서 오는 패러독스와 긴장을 해결하고자 하는 시도이자, 결코 충족될 수 없는 시도이다. 자유를 얻는다면 사회인으로서의 역할은 잃게 되며, 결국 개인주의적인 존재가 되기 때문이다. 아편류, 환각제 등 일상에서 벗어나게 해 주는 약물과 향정신성 약물을 사용하는 것은 결국 소통과 결속을 주장하는 우리 사회가 실상은 효율과 능률을 조장한다는 반증이라고 할 수 있다. 이렇듯 향정신성 물질은 개인적 자유라는

74) 이 점에 대해서는 알랭 에렌베르 편저 *Drogues et médicaments psychotropes: le trouble des frontiéres*(éditions Esprit, Paris, 1998)를 참고할 것

허상을 안겨주었다.

코카인, 암페타민, 암페타민 동족체 등의 향정신성 물질은 보편적으로 쓰이지만 효과가 강력하므로 위험이 따른다. 하지만 생산성을 높이도록 강요하는 사회 속에서 개인들은 강력한 효능을 지닌 암페타민류에 의지함으로써 사회적으로 단절된다. 일본의 예가 이 점을 잘 드러내 준다. 제2차 세계대전 후에 일본은 미국에 경제적으로 의존하게 되었는데, 이때 쇼부shobu라는 암페타민이 크게 유행했다. 쇼부는 1951년까지 자유롭게 판매되었다. 전쟁 중에 군사적 목적으로 사용되던 재고가 남아 있었던 것이다. 전장에서 돌아온 군인은 물론 노동자 계층도 이 물질을 사용하면서 타격을 입었다. 1950년대 초반, 일본인 약 2백만 명이 쇼부에 중독된 것으로 추정된다. 현재 일본인 0.4%가 여전히 암페타민류를 소비하며, 매년 수 천 명이 이와 관련된 위법 행위로 체포된다. 이러한 자극제가 사용된 맥락을 살펴 보면 전후 일본에서 뚜렷이 나타나는 사회적 단절의 이유를 알 수 있다. 단 20여 년 사이에 오랜 전통이 자취를 감추고 미국식 모델이 들어섰으며, 상당수 인구가 고향을 떠나 자유 경제 체제에 편입되었다. 생산성이 떨어지는 개인을 일탈자 내지는 반사회적 존재로 취급하는 사회가 된 것이다. 이런 문화적 이유 때문에 아편류 등의 항우울제나 환각제 등 생산성에 지장을 주는 약물 소비가 오랫동안 정체되었다. 이런 약물을 소비하면 정신질환자보다 더 심하게 차별을 받기도 했다. 오늘날 일본에는 흥분성 음료수 자판기가 넘쳐나며, 광고가 곳곳에서 흘러나온다. 끊임 없이 흥분제를 찾는 수요가 있음을 보여주는 것이다. 야쿠자 조직은 이런 현상을 놓치지 않고 일본 인접국가에 제조시설을 만들어 다양한 암페타민류를 유통시켰다.

이렇듯 처음에는 향정신성 물질을 자제하면서 사용하다 결국 점점 빠져들게 되는 모습을 오늘날 흔히 볼 수 있다[75]. 간부급 직장인은 보통 끊임 없이 스트레스에 시달리다가 우울증을 앓게 된다. 그는 의사에게 진료를 받음으로써 자신의 문제를 의료 영역으로 흡수한다. 의사의 관리 하에 있다가도 직장 생활의 능률을 높이기 위해 자가치료 단계로 넘어가기도 한다. 이때 약품을 모아 복용량을 늘리게 되며, 결국은 온라인으로 쉽게 구매할 수 있는 암페타민류 등 자극성이 심한 약물에까지 손을 뻗게 된다. 이렇듯 약물을 남용하게 되면 직장이나 가정에서 행동 장애가 눈에 띌 정도가 되거나 부작용이 심해져야만 의사의 진료를 받고 적당한 관리를 받게 된다.

1_3 축제에서의 기분전환용 약물 사용

1990년대 초반부터 각종 페스티벌에서 약물 사용 관행에 일대 변화가 일어났다. 유럽에서 1950년대부터 암페타민류가, 1960년대에는 일시적으로 LSD가 '기분전환용'으로 사용되었다. 1980년대 들어 엑스터시가 보급되고 합성 약물(디자이너 약물)이 발전하면서 이 현상은 더 확대

75) 2004년 *Toxibase* n°15에 실린 미셸 오트푀이유Michel Hautefeuille의 Drogue et monde du travail: le dopage au quotidien, 같은 호에 실린 스테판 르글레르Stéphane Legleyre와 프랑수아 베크François Beck의 *Différenciation des usages de produits psychoactifs au sein de la population active en France*를 참고할 것.

되었고, 다양한 물질(페닐에틸아민, 해리성 마취제, 환각제, 향정신성 의약품, 대마, 알코올)이 테크노 파티 등에서 소비되기 시작하였다. 향정신성 약물들이 사회 속으로 들어오면서 영역을 넓히게 된 것이다. 소비자는 향정신성 약물을 사용함으로써 자신의 기분, 능력, 환상을 화학적으로 지배하게 되었다. 자극을 받았다가 탈억제 되었다가 진정되었다가 세상에서 분리되었다가, 또는 감각적 착각을 느꼈다가 하는 식으로 말이다. '정신세계 탐험가psychonaute', 즉 작가들을 비롯한 예술가들의 관점도 이와 흡사하다. 이들은 자의적이며 실험적인 방식으로 약물을 사용하고, 약효가 지속되는 동안 다양하기 이를 데 없는 감각적 체험을 시험하고, 기록하고, 전파했다. 올더스 헉슬리Alous Huxley와 앙리 미쇼Henri Michaux가 여기 해당한다. 그 이전에는 샤를 보들레르Charles Baudelaire 를 포함해 '해시시 클럽 Club des Haschischins' 회원들도 이런 활동을 했다.

오늘날 파티 참가자들(파티나 축제를 의미하는 프랑스어 'féte' 의 음절을 뒤집은 은어인 teuf에서 따와서 teufers라고도 부름)은 축제에 몰입할 수 있게 해 주는 자극 효과를 찾아 엑스터시 알약을 삼키고, 스피드speed나 코카를 코로 들이마신다. 하지만 이런 행동이 얼마나 중독성이 있는지에 대해서는 뚜렷하게 알지 못한다. 엑스터시를 복용하면 타인과 완전히 '소통' 하는 것처럼 느끼게 된다. 공감 효과가 있기 때문이다. 그러다가 먼저 들뜬 기분이 점차 사라지며 자극 효과에 자리를 내주고, 자극 효과가 사라지면 슬픔, 불안한 흥분 상태, 공격적인 반응과 불쾌한 피로감이 남는다. 이 단계에서 임시방편으로 대마, 항불안제, 항우울제 등 정신억제제를 사용하기도 한다. 케타민을 사용하는 경우, 짧지만 극도로 강력한 증상이 나타나며 갑자기 외부 세계와 단절되기도 한다. 케타민과 자주 혼합해 사용하는 LSD나 환각제도 마찬가지 증상을 유발한다.

1_4 복합 약물 사용

요즘 도시권과 각종 페스티벌 또는 파티(약물을 '짬뽕' 해서 사용하는 것으로 알려짐)에서 향정신성 물질을 복합 사용하는 경우가 많이 관찰된다. 복합 약물 사용은 이제 더 이상 약물 남용으로 사회에서 완전히 소외된 사람들이나 약물에 의존하는 사람들만이 해당된 문제가 아니다. 여러 가지 약물을 혼합해서 복용하면 각 약물의 약리학적 작용이 공존하거나 상이해지면서 본래의 약효가 변질될 가능성이 있으므로 '조절' 이 필요하다. 조절은 네 가지로 구분된다[76].

- 약효의 최적화 : '긍정적' 증상을 강력하게 체험하게 해 준다. 중독성만 있는 것이 아니라 약효 촉진, 상승 작용, 연장, 재활성화 등 시너지 효과를 낸다.
- 균형 조정 : 약물의 약효 일부를 특정 약물을 사용함으로써 중화시킨다. 특정 성분을 첨가하거나 다른 성분의 효과가 발현하지 못하게 하는 등, 사용 맥락이나 다양한 의식 상태를 체험하고 싶은 욕망에 적응하도록 도와준다.
- '부정적인' 효과의 억제 : 항불안제나 자극제를 사용해 약효가 끝나

76) OFDT, *Drogues et dépendances; indicateurs et tendances, 2002년.*

갈 무렵의 불편한 느낌descente을 억제한다. 일부 증상들을 완전히 중화시키려는 목적을 갖기도 한다.

– 약물 대체 : 구하기 힘든 약물의 경우, 비슷한 효과를 가졌으면서도 사용하거나 구하기 쉬운 다른 물질로 대체하려는 것이다.

복합 약물 소비가 활발해지면서 당국의 근심거리가 늘고 있다. 향정신성 약물을 혼합해서 복용할 경우, 대부분 독성이 생기기 때문이다.

1_5 위험을 무릅쓴 약물 사용 : 고유한 사회적 가치

현대인의 특징은 죽음을 거부한다는 점이다. 반면 스턴트맨, 스피드광 등 불가능에 도전하는 사람들과 자신을 동일시하며 위험을 신성화하기도 한다. 위험을 직접 체험할 수는 없으니 환상과 대리 체험의 역할이 중요해진다. 능률 제일주의가 만연한 오늘날, 죽음에 가까이 가보는 것은 곧 자신의 우월성을 증명하는 방법이다. 따라서 이러한 대중 신화적 요소가 확산되면서 일반인들도 위험한 행동을 하곤 한다. 누구나 체험할 수 있는 스포츠(행글라이딩, 패러글라이딩, 다이빙 등은 종교의식과도 유사한 일종의 통과의례와 비슷한 느낌을 얻음)가 발달하는 것도 이와 관련이 있다. 이런 관점에서 신명재판[77]이라는 특별한 도식에 근거하여 향정신성 약물

77) 중세 시대에 유죄로 추정되는 자의 결백을 증명하는 재판. 판결은 신의 손에 달려 있다. 개인이 결과가 불확실한 시련을 자초함으로써 자신의 존재를 구체적으로 증명하는 위험한 행위를 가리키기도 한다. 약물 소비나 청소년들의 목 조르기 게임 등을 예로 들 수 있다.

소비를 어느 정도 이해해 볼 수 있다.

이러한 문제를 극명하게 보여주는 예가 바로 강력 마취제와 해리성 합성 약물(케타민, 펜사이크리딘 등)의 사용이다. 이러한 약물들을 복용하면 정신이 몽롱해지고, 심한 경우 편집증적 정신질환에 걸려 환각을 보고 초감각 지각이나 신비의 영역에 속하는 체험을 하게 된다. 이 약물들은 플래트라이너flatliners(직선을 뜻하지만 뇌파 정지 상태를 가리킴) 등으로 불리기도 하는데, 복용하면 임사체험(NDE 또는 Near Death Experiences)과 유사한 경험을 하게 된다.

2. 해롭거나 과도한 약물 사용

향정신성 물질의 해로운 사용이라는 개념은 무엇을 의미할까? 레노 보고서에 따르면 '위험을 감수하면서 생기는 구체적인 손해'라고 할 수 있다. 따라서 약물의 위험한 사용과 연속선상에 있으면서도, 실제로 보건 위생 및 사회적으로 문제를 일으킨다는 점에서는 구분된다. 위험한 사용의 경우, 문제를 일으킬 여지는 있으나 어디까지나 잠재적이기 때문이다. 프랑스 공중보건법은 약물 남용을 '신체와 정신 양쪽 모두 혹은 한쪽에 건강상 해로운 결과를 초래하는 향정신성 물질 한 가지 혹은 여러 가지를 자발적으로 과도하게 지속적 또는 일시적으로 사용하는 것'(공중 보건법 R.5 219-1조)으로 정의한다. 약물 사용에 따른 사회적 결과는 다루지 않음을 알 수 있다.

약물 남용 및 해로운 사용의 개념에는 다음과 같이 여러 상황이 포함된다.

- 급성 중독 : 위험한 사용이나 남용 시 초래되는 손해를 구체화한다.
- 만성 중독 증상.
- 임신 중 향정신성 물질 사용 결과.
- 범죄 목적으로 타인에게 몰래 약물을 투여하는 특별한 상황.

2_1 급성 약물 중독

급성 약물 중독은 다양한 임상 증상으로 나타나며, 원인도 여러 가지이다. 프랑스에서는 불법 약물의 급성 중독일 경우, 영어 표현을 빌려 오버도즈over-dose라고 부르기도 한다. 많은 사람들은 이 용어를 듣고 마약(대마는 제외)을 과도하게 사용할 때 생기는 치명적인 결과를 떠올린다. 통계에 따르면 2000년 프랑스에서 143명이 불법 약물 사용에 따른 '약물 의존증'(급성 중독을 뜻함)으로 사망한 것으로 집계되었다. 반면 흡연으로 인해 6만 명, 알코올 중독으로 인해 2만 5천 명이 사망했다(간접적인 사망 요인 제외). 2003년에는 89명이 급성 약물 중독으로 사망한 것으로 경찰과 헌병대에 의해 집계되었다.

급성 약물 중독을 유발하는 약물로는 호흡 저하를 일으키는 아편류(헤로인 및 대체요법에 사용되는 메사돈, 부프레노르핀 등의 아편류), 심장 부정맥, 급성 고혈압, 고체온증으로 사망을 초래하는 향정신성 물질들(엑스터시와 기타 페닐에틸아민류)이 있다.

중증 급성 증상 가운데 약 80%는 복합 약물 사용으로 인한 것이다. 아편류와 정신자극제 및 알코올, 벤조디아제핀류, 해리성 약물이 해당된다. 여러 약물을 혼합해서 사용하면 시너지 효과가 발생하여 독성 또한 상승작용을 한다. 특히 호흡기 독성과 심장 독성이 심해진다. 결국 약물 사용자가 제대로 '절제'하지 않았기 때문에 급성 중독이 발생하는 것이다. 다음과 같은 경우가 있을 수 있다.

– 더 강력한 효과를 얻기 위해 사용량을 심하게 늘리는 경우

- 지나치게 강력한 약물(덱스트로모라마이드dextromoramide 등)을 사용하는 경우
- 평소보다 농도가 높은 약물을 사용하는 경우(딜러가 바뀌었을 때)
- 금단 치료 후 중독증이 재발하면서, 더 이상 중독자가 아닌데도 치료를 받기 전에 투여했던 용량을 사용하는 경우. 약물을 반복해서 복용하면서 내성이 생기고, 사용을 며칠 간 중단하고 나면 내성이 다시 사라지므로 위험하다.
- 합성 과정에서 약물에 들어간 불순물 때문에 위험한 약물을 사용하거나 본래의 화학적 성질 때문에 위험한 약물을 사용하는 경우. 불법 마약 거래상들이 이물질을 섞는 경우도 있다. 혼성 약물은 고유한 약리학적 작용(스트리크닌)이나 신체에 미치는 영향(주사 후 혈관 내에 생긴 탈크 또는 석고 덩어리 및 육아종)때문에 위험할 수 있다.

향정신성 물질	급성 중독의 주요 증상	주요 금단 증상
대마 및 대마 파생물	* 결막염 * 저혈압 가능성 * 기분 장애 : 과도한 이상 황홀감, 부적절한 행동, 혹은 반대로 자폐적 위축, 불안 * 정신병적 장애(상당량의 THC 소비 시) 정신적 증상들은 THC 소비량 및 환경적 조건(스트레스)과 연관이 있다.	* 식욕 부진, 구역질, 불면증, 과민(기준이 그다지 특이하지는 않음) 금단 증상이 존재하는가에 대해서는 논란의 여지가 있다. 일각에서는 소비를 중단했을 때 (다시) 불안해진다는 점을 금단 증상으로 보기도 한다.

<table>
<tr><th>향정신성 물질</th><th>급성 중독의 주요 증상</th><th>주요 금단 증상</th></tr>
<tr><td>아편류(모르핀, 헤로인, 메사돈 등)</td><td>* 핀 머리 크기의 심한 축동(동공 축소)
* 뇌 저산소증(서호흡 혹은 무호흡)에 따른 산동
* 호흡률이 심각하게 저하(분당 14번 미만). 산소 결핍으로 심장마비가 일어날 가능성 있음.
* 폐의 과부하(극심한 서호흡, 침을 뱉어 보면 붉은 빛을 띰, 폐 청진 시 헐떡거리는 소리가 들림)에 의한 급성 폐부종
* 흡인성 폐렴 위험성
* 심박률 저하
* 청색증(일시적)
* 저혈압
* 경련
* 저체온증
* 횡문근융해
* 뇌 저산소증에 의한 혼미 또는 깊은 무반응 혼수상태
* 치료를 받지 않을 경우 무호흡에 이은 심장마비 또는 급성폐부종에 의한 사망

– 부프레노르핀 급성 중독은 호흡 저하 위험이 낮음(부분적인 아고니스트 작용). 소화기를 통해 체내로 들어갈 경우 그다지 유해하지 않은 것으로 드러남(경구흡수율이 낮음).
– 메사돈 급성 중독은 잠복기를 거쳐 나타남. 약물을 복용하고 나서 몇 시간 후에야 처음으로 증상이 나타남.</td><td>* 산동(동공 산대)
* '소름', 떨림, 오한
* 과잉발한
* 연축과 근육통
* 구토, 설사
* 장통과 복통
* 잦은 하품
* 심박률 증가
* 불안, 우울, 불면, 신경증 등의 정신 장애</td></tr>
<tr><td>MDMA(엑스터시) 및 기타 페닐에틸아민류</td><td>* 산동(동공 산대)
* 호흡률 증가
* 심한 고혈압, 협심증, 심박률 장애(주로 느려짐)
* 힘줄반사 증가
* 고체온증</td><td>주로 정신적 의존을 보이지만, 복합 약물 사용의 경우 다음과 같은 금단 증상이 보고되기도 함.
– 근육통 및 복근통
– 떨림
– 허기</td></tr>
</table>

향정신성 물질	급성 중독의 주요 증상	주요 금단 증상
MDMA(엑스터시) 및 기타 페닐에틸아민류	* 구강건조증 * 떨림과 경련 * 격렬한 정신병적 반응과 소강 상태가 교차 * 극심한 피로에 이은 혼수상태 * 치료를 받지 않을 경우 심혈관 허탈에 따른 사망 가능성 * 신경증, 공황 발작 * 세로토닌 증후군 * 급성 고체온증 * 복용량과 무관하게 저체온증이나 심혈관 허탈(피로와 탈수를 심화시키는 역할)에 의한 사망 가능성	– 비정상적으로 장시간 수면 – 신경질적 우울증 – 자살 위험 * 남용 및 복합 약물 사용이 아니면 특별한 증상이 나타나지 않음. * 만성적으로 사용하면 암페타민류와 동일한 증상을 보임.
환각제 및 해리성 마취제(LSD, 펜사이크리딘 또는 PCP, 메스카린, 싸이로시빈, 트립타민 파생물, 기타 식물 등)	* 산동(동공 산대) * 고혈압(다양함) * 고체온증(비지속성) * 얼굴 혈관 확장(드물게 나타남) * 불안, 공황 발작, 편집증, 정신병적 증상이 다소 오래 지속되는 등의 정신 장애(가장 지속적 증상) * 다양한 감각적 착각(비지속적 증상) * 이인증 * 자살 위험을 수반한 발작	금단 증상 없음(때로 보고되는 증상들은 심리적 결핍에 의한 것). 펜사이크리딘은 예외(아편류 수용기에 고정).

2_2 만성 중독

주요 약물의 만성 중독에 대해서는 이미 2장에서 다룬 바 있다. 현재 향정신성 물질이 널리 소비되고 있으므로 만성 중독이 어떤 결과를 초래하는지 알아둘 필요가 있다. 특히 합법 약물의 만성 중독이 부정적

표2. 2003년 12~75세 프랑스인(해외 영토 제외) **중 향정신성 물질을 정기적으로 소비하는 인구 추정**[78)]

알코올	1천3백10 만 명
담배	1천3백만 명
향정신성 의약품	3백80만 명
대마초	85만 명

결과를 낳는 경우가 많다. 문화적으로 용인된 담배와 알코올 등 두 가지 합법 약물의 경우, 프랑스에서 매년 8만 건 이상의 사망을 직접적으로 초래한다.

2_3 특별한 독성 : 임신과 약물 사용

임신 중에 약물을 복용하면 직간접적으로 여러 가지 위험에 노출된다. 어떤 약물을 복용했는가에 따라 큰 차이가 생기는 것은 아니다. 산부인과의 추적관리에 한계가 있을 뿐 아니라 여성이 자신의 성 정체성을 부인하거나 건강 문제에 별다른 관심이 없기 때문에 나타나는 현상이라고 할 수 있다. 특기할 점은 대부분 생활이 어렵고 사회적으로 소외된 여성의 경우가 많다는 것이다. 임신 중 약물을 복용하면 미숙아 출산 및 조산 위험, 성장 지체 등이 흔히 일어난다. 물론 약물이 임신부의 신

78) OFDR, *Drogues et dépendances: données essentielles,* éditions La Découverte, Paris, 2005년, p. 20. 담배(매일 흡연)를 제외하고 지난 30일 간 10번 이상 규칙적으로 사용한 경우.

체에 미치는 영향(혈액순환 장애, 호흡 부전, 감염으로 인한 특별 치료 등)을 무시해서는 안 된다. 약물이 태아의 뉴런에 어떤 영향을 미치는가는 아직 완전히 밝혀지지 않았지만, 이 역시 중요한 문제이다.

- 대마 : 대마가 임신부와 태아에 어떤 결과를 초래하는가는 완전히 규명되지 않았으나, 상당 부분 담배의 영향(저산소증 등)과 일치한다. 대마를 소비한다고 해서 임신 기간에 변화가 생기는 경우는 거의 없다. 정기적으로 소비하는 경우 태아에게 가벼운 왜소증이 생길 수 있다.
- 아편류 : 아편류는 태아 기형을 유발하지 않는다. 반면 헤로인 중독 여성이 임신을 하면 큰 위험을 야기할 수 있다. 담배와 알코올을 포함한 복합 약물 사용, 빈번한 감염, 열악한 생활 조건, 불안정, 영양 부족, 출산 전후 검진 미흡, 가족 분열 등, 여러 가지로 불리한 요인이 많기 때문이다.

헤로인 중독 여성이 임신할 경우 자연 유산 비율이 높다(15~30%). 이는 생활 방식(금단과 중독 단계 교차, 희석제의 영향, 복합 약물 사용, 감염, 스트레스, 영양실조 등)과 관계가 있는 것으로 보인다. 헤로인 중독 산모에게서 태어난 아이의 출생 시 체중은 2.3~2.6kg으로 정상 체중에 못 미친다. 이러한 결과는 특히 생활 환경이나 조산(전체의 20~50%)과 관계가 있는 것으로 보인다. 임신중독증과 자간 éclampsie 역시 자주 일어나는데, 헤로인 자체보다는 헤로인 중독 여성의 생활 환경 때문이다.

신생아가 호흡 장애로 인해 사망하기도 한다. 헤로인 중독자 산모에게서 태어난 아이는 돌연사율이 높은 편(전체 신생아 돌연사율이 0.15%인 반면, 이 경우는 약 0.4%)이다. 여러 가지 위험 요인(사회적 경제적 어려움, 왜소증, 산모의 무책임 또는 미숙, 산모의 흡연 가능성)이 중첩되면서 생기는 현상으로 보인다. 이 경우 집중적인 산전 검진으로 조산과 태아의 왜소증 발생을 줄일 수 있다.

금단 증상으로 태반 관류 감소(자궁 수축의 원인)가 일어나면 성장 부진과 자연 유산이 유발된다. 임신부가 헤로인에 의존하는 경우 태아가 금단 증상을 보이기도 한다. 임신부가 금단 증상을 느끼고 나서 30분 정도가 지나면 강렬한 태동이 느껴진다. 태아가 이렇듯 극심한 스트레스를 받으면 태변을 배출하고, 양수 내 카테콜아민 비율이 늘어나며, 심하면 태아가 사망하기도 한다. 따라서 헤로인 중독 여성이 임신한 경우 서둘러 사용을 중단해서는 절대로 안 된다. 한편 헤로인을 과용하면 태아가 심각한 빈맥과 통증 등의 증상을 보이게 된다.

아편류가 태반 관문을 통과하면서 신생아에게서 금단 증후군이 나타나는 경우도 많다(전문가에 따라 60~90%). 금단 증후군은 출생 후 4~24시간 내에 나타나지만, 메사돈의 경우, 체내에서 천천히 사라지기 때문에 2일 내지 2주 후에 나타나기도 한다. 증상은 다양하나 아주 심하지는 않다. 불안정, 과잉 행동, 과잉 반응, 떨림, 긴장 과다, 불면증, 경련, 호흡률 증가 등이 일어나고, 설사가 심해 탈수 증세가 오기도 하며, 젖을 빠는 데 어려움이 있어 체중이 잘 늘지 않는다. 이러한 증상이 나타나면 병원에서 치료를 받고 간호를 받아야 한다. 예외적으로 대증요법을 시도해 볼 수 있다. 이 경우 아편류를 처방한 후 복용량을 빠른 속도로 줄여나가는 방식(예를 들어 파레고릭 시럽을 몇 방울 처방하는 것도 일종의 '점감적' 대체요법)을 쓰게 된다. 신생아의 경우 신체적으로는 의존 상태이지만 정신적으로는 의존 상태가 아니므로 재발 위험은 없다.

헤로인 중독 여성이 임신할 경우 메사돈을 활용해 대체요법을 시도하는 것이 좋다. 메사돈은 아편류이면서도 임신 여성에게 부작용을 일으키지 않으며, 태아가 금단과 중독 상태를 번갈아 겪으면서 고통을 느끼지 않도록 해 준다. 따라서 메사돈을 사용하면 유독한 희석제를 함유한 불법 아편류 사용을 감소시키고 예방할 수 있다. 여성이 새로운 생활 환경을 감당할 수 있게 도와줌으로써 투약과 금단의 악순환에서 탈출하고, 범죄와 스트레스에서 해방되게 해 주는 것이다. 메사돈을 처방하면 임신 합병증을 30% 이상 줄일 수 있다.

- 정신자극제 : 코카인은 동물의 신경계 기형을 유발하는 것으로 밝혀졌다. 하지만 인간에게 기형을 유발하는 사례는 보고된 바 없다. 코카인을 주기적으로 복용하면 임신부의 심박률이 증가하며, 고혈압과 태반 혈관 수축이 일어나 조산(두 건 중 한 건 정도), 성장 부진, 태반기능 부전을 초래한다.

암페타민류도 비슷한 작용을 하지만 동물 신경계에 기형을 일으킬 확률이 더 낮음이 실험에 의해 증명되었다. 임신 중 엑스터시의 작용을 밝혀내기는 시기상조이다.

- 환각제 : LSD의 기형유발 효과는 1960년대에 논란을 일으켰다. 환각식물이나 환각식물에 들어 있는 향정신성 성분(메스카린, 싸이로시빈 등)이 임신부에게 미치는 영향은 명확히 밝혀지지 않았다.
- 알코올 : 알코올과 그 대사물인 아세트알데하이드는 특히 임신 초기 3개월간 위험하다. 그러나 알코올은 임신 기간 내내 유해한 것으로

밝혀졌다. 흡수량에 따라 다양한 결과를 낳을 수 있다.

임신 중에 많은 양(하루에 50g 이상)을 장기간 소비하면 유산 확률이 높아지고, 아이가 태아알코올 증후군이라고 불리는 기형을 안고 태어날 확률도 높아진다(30~50%). 아이가 미숙아로 태어나는 경우가 많고, 태어나는 즉시 두개 안면부 기형, 신경 장애(과잉 반응, 과잉 행동, 떨림), 기관 기형(심장, 담관, 비뇨기계, 외부생식기 등), 성장 부진, 간 손상 등의 돌이킬 수 없는 신체적 이상이 나타난다. 임신부의 알코올 중독은 아이의 정신 지체를 유발한다. 알코올 중독자 엄마에게서 태어난 아이 85%가 지적 장애 증상을 보인다. 전적으로 임신 중 알코올 섭취 때문에 생기는 문제이므로, 알코올 소비를 중단하거나 줄이면 정상아 출산이 가능하다.

- 담배 : 흡연은 번식력 및 생식력 감소, 자궁외임신, 태아의 왜소증(일산화탄소에 의한 조직의 저산소증, 니코틴에 의한 혈관 수축)을 유발한다. 임신 초기 3개월간 흡연을 하면 형태 기형(얼굴, 사지, 심장)이 나타날 위험성이 커진다. 아이는 보통 미숙아로 태어난다. 임신 중 담배를 피우면 아이가 종양(림프종, 백혈병)에 걸릴 위험이 커지며, 주의력 장애와 행동 장애를 보이기도 한다.
- 향정신성 의약품 : 향정신성 의약품을 처방하는 경우, 정신질환 증상을 치료하거나 예방하는 데 적응증에 대해 분명히 밝혀야 한다. 태어날 아이에게 좋지 않은 영향을 미칠 수 있기 때문이다. 임신한 여성이 벤조디아제핀이나 바르비탈류를 다량으로 소비하면 아이에게서 금단 증상이 관찰될 가능성이 있다.

2_4 특별한 남용사례 : 화학적 예속

프랑스에서는 불과 얼마 전까지만 해도 군대, 경찰, 의용대에서 바르비탈류, 신경이완제, LSD 등의 약물을 사용하여 향정신성 물질 중독을 유발하는 사례가 있었다. 많은 나라에서 여전히 일어나는 일이기도 하다. 증인들의 피암시성을 높이거나 자백을 유도하기 위해 향정신성 물질('자백 유도제sérums de vérité)을 투여하는 것이다. 이를 '화학적 예속soumission chimique'이라 하는데, 오늘날은 그 본질상 새로운 면모를 띠게 되었다. 향정신성 물질을 범죄 등 불법 행위를 위해 희생자 모르게 처방해 주입하는 것을 가리키게 된 것이다. 이 경우 고립된 여성(성폭행), 어린이나 청소년(소아성애), 노인(절도, 재산 강탈, 수표에 서명을 강요)은 본의 아니게 진정제, 탈억제제, 기억상실제, 최면제, 항정신질환제, 항불안제(알코올, 대마초, 벤조디아제핀류, 메프로바메이트, 클로랄 등 다양한 진정제) 등 약물의 효과에 예속된다. 희생자의 의지를 완전히 없애려 할 때는 주로 해리성 마취제(GHB, 케타민 및 유사물질들)를 선택해 투여량을 조절한다. 보통 술, 음식, 당과류 등에 섞어 투여하며, 의약품 형태 그대로 투여하는 경우는 드물다. 프랑스는 구체적인 규제 방안을 마련하기 위해 2003년에 여러 부처가 공동으로 비영리 정책연구집단을 창설하였고, 화학적 예속을 통한 범죄 행위 희생자들이 긴급 조처를 받도록 하라는 지침[79)]을 내렸다. 예를 들면 플루니트라제팜flunitrazépam 정제(상품명: 로힙놀Rohypnol)가 밝은 초록색으로 칠해 몰래 투여하기 어렵게 만든 것도 화

67) 프랑스 보건부 2002년 12월 24일 DGS/DHOS n° 2002-626, 내무부 2002년 10월 16일.

학적 예속의 위험성을 알리기 위해서이다. 물론 플루니트라제팜 처방 또한 엄격히 관리된다.

3. 약물 의존의 문제점

향정신성 약물에 예속된 상태를 보통 약물 의존증('~과 관련이 있다' 라는 뜻을 가진 라틴어 동사 dependere에서 옴)이라고 부른다. 이 경우 약물 사용을 중단하면 심리적으로 불안해지며, 심해지면 신체적으로도 불안해져 약물에 계속 의존하게 된다. 따라서 사실상 마약중독에 해당한다. 향정신성 약물을 오래 사용하다 보니 몸 자체가 적응해 버리는 것이다. 투약을 중단하면 금단 증상이 나타나는데, 이를 완화하기 위해 알코올, 담배, 일부 향정신성 의약품, 일부 마약류 등을 충동적으로 소비하기도 한다. 금단 증상은 신체적 심리적 차원으로 나타나는데, 이는 약물 의존증을 신체적 의존(알코올, 담배, 아편류 등)과 심리적 의존으로 구분하는 근거가 된다. 심리적 의존은 소비된 약물의 종류, 투약을 중단한 맥락, 환자의 성격에 따라 어느 정도 확인된 바 있다.

1980년대 들어 상이한 유형의 약물 사용에 공통된 약물 의존 개념이 등장하였으나 약리학적으로 효력이 강한 물질은 제외되었다. 오늘날 약물 의존증은 '중독성이 있는' 행위, 즉 '중독'을 유발할 가능성이 있는 행위 가운데 일부에만 해당된다. 물론 상당히 중요한 부분을 차지하고 있기는 하다.

3_1 약물 의존증

a) 정의

WHO는 1969년, 약물 의존증을 다음과 같이 정의했다. '살아 있는 인체와 약물의 상호작용에 기인한 정신적 신체적 상태를 말한다. 행동이 변하며, 약물을 끊었을 때 나타나는 금단 증상을 피하고 정신적인 약효를 얻기 위해 약물을 계속 사용하거나 일시적으로 사용하려는 충동을 느끼는 등의 특징을 보인다. 내성을 수반하는 경우도 있으며, 한 사람이 여러 약물에 의존할 수 있다.' 최근 프랑스 의료보건안전국(AFSSAPS)은 약물 의존증을 '향정신성 물질을 한 가지 혹은 여러 가지를 사용함으로써 생기는 다양한 수준의 행동, 인지, 생리학적 현상을 통칭하며, 문제의 향정신성 물질을 구해 복용하겠다는 강박적인 욕구를 느끼고 끊임 없이 찾아 헤매는 것이 특징이다' 라고 정의했다.

이러한 정의들[80)]은 불법 약물을 소비하려는 강박적인 욕구라는 개념을 공통적으로 포함한다. 따라서 외부의 개입이나 특별한 계기 없이는 약물 사용을 중단하는 것이 불가능하다. 프랑스의 경우 1990년부터 약물 의존 평가 체계[81)]가 존재하며, 약물 의존증과 남용의 개념이 정의된 공중 보건법에는 약물 의존증 예방이 명시되어 있다[82)]. AFSSAPS 산하에 개설된 국립 약물 의존 평가 기구는 향정신성 물질(알

80) 미국정신의학회American Psychiatric Association의 정의(1994년, DSM IV)를 참고할 수도 있다.

81) 1990년 10월 1일의 DPHM/03/09/02 부처 통첩.

82) 1999년 3월 31일 99-249번 법령(1999년 4월 1일자 관보)

코올과 담배는 제외)의 남용 사례 및 중독 사례를 모아 평가한다. 보건 종사자들은 향정신성 물질 복용과 관련된 심각한 남용과 중독 사례를 의무적으로 신고해야 한다(R.5 219-13.CSP항). 이 기구는 국가적 평가 및 조사 능력을 갖추고 있으므로 공공 정책 결정을 돕거나 정보를 제공하는 도구로 활용된다.

b) 약물 의존증에 대한 여러 가지 접근법

약물 의존증, 더 나아가 일반적인 중독 개념[83]을 정의하기란 쉬운 일이 아니다. 사회학, 심리학, 정신분석학, 약리학 등 과학의 여러 영역을 동원해 서로 보완해야 왜 그토록 많은 사람들이 위험을 무릅쓰고 향정신성 물질을 주기적으로 소비하는지에 대한 답을 할 수 있다. 여기서는 두 가지 접근법을 살펴보겠다.

정신역동적 접근

정신역동적 접근법은 약물 의존증이 환자의 정신 체계와 환자가 겪는 정서적 변화 등에 어떤 역할을 하는지에 대한 가설을 제안한다. 청소년기와 분리-개별화 과정에서 겪은 문제들이 약물 의존을 초래한다는 것이다. 반복적인 행위에 의존하게 되는 것은 곧 가장 가까운 주변 사람들(가족)과 어떤 의존 관계를 맺고 있었는지를 증명해 준다고 볼 수 있다. 환자의 정신 상태로 인해 가족과의 관계가 제대로 형성되지 못한 것이다. 어떤 물질이나 행위에 의존하는 것에 앞서 의존적인 인간관계

83) 뒤에 오는 '중독의 이론' 부분을 참고할 것.

가 문제라고 할 수 있다.

정신생물학적 접근

센세이션 추구에 대한 정신생물학적 접근법은 미국 심리학자인 마빈 주커먼Marvin Zuckerman의 연구를 토대로 한다. 주커먼은 센세이션을 추구하는 사람들이 자극을 받지 못할 경우 카테콜아민성 물질의 활성화율이 낮다고 가정한다. 따라서 이들은 강박적으로 카테콜아민성 물질을 활성화시키는 데 필요한 물질(혹은 행위)을 찾는다. 생식선 호르몬 농도, 엔도르핀 농도, 카테콜아민 농도 등 수량화된 생물학적 요인에 따라 강한 센세이션을 추구하는 사람들High Sensation Seekers(HSS)과 약한 센세이션을 추구하는 사람들Low Sensation Seekers(LSS)을 구분할 수 있다. 약한 센세이션을 추구한다는 것은 뇌가 걱정과 불안 같은 지속적인 감정을 야기하는 활성화 수준이 낮다는 뜻이다. HSS 유형의 환자들은 뇌의 활성화 수준을 높이기 위해 강한 자극과 센세이션을 추구하는 경향이 있다. 이 경우 향정신성 물질들을 남용하고, 위험을 감수하거나 강박적인 행동을 함으로써 부수적으로 향정신성 효과를 얻으려 한다. 센세이션 추구와 약물, 담배, 알코올 소비, 도박 중독 또는 성적 체험 증대 사이에 관계가 있음이 연구된 바 있다. 그렇지만 센세이션 추구가 약물 의존을 낳게 되는 메커니즘은 아직 밝혀지지 않았다. 많은 약물 중독자들은 화학 물질에 의존할 뿐만 아니라, 위험하고 자극적인 행위를 끊임없이 반복하는 생활 방식에 의존한다고 할 수 있으며, 둘 다 공통된 인과관계의 영역에 속하는 것으로 보인다.

3_2 약리학적 이론

역사적으로 약리학은 중독성 물질과 그 물질들이 뇌에 어떤 작용을 하는가를 통해 의존과 내성을 설명하려 하였다. 뇌의 보상계에 대한 연구는 대부분의 중독증에 공통적인 답을 주지만, 그렇다고 해서 모든 의문을 해결해 주지는 않는다. 모르핀 투여량을 조금씩 늘려 통증 치료를 받은 뒤 투약을 중단했을 때, 왜 극히 일부만이 금단 증상을 보이는가? 베트남전 참전 시 헤로인에 중독되었던 미군의 75~80%가 어떻게 해서 귀국 후 아무런 문제 없이 헤로인에서 '벗어날' 수 있었단 말인가? 헤로인 중독의 금단 증상이 조건부로 나타난다는 사실에 약리학은 어떤 역할을 하는가? 현재까지 밝혀진 바로는 약리학으로 모든 문제를 해결할 수 없다. 따라서 심리적 신체적 의존의 메커니즘 및 내성과 거부 반응의 메커니즘만을 다루도록 하겠다.

a) 신체적 의존

약물 의존 현상은 체내 약물량을 충분히 유지하려 하는 데서 생긴다. 이는 약물이 주는 쾌락을 느끼기 위해서이기도 하지만, 아편류, 담배, 알코올, 바르비탈류 등의 약물을 끊었을 때 나타나는 불쾌감이나 신체적 고통을 예방하려는 것이기도 하다. 그러므로 긍정적 강화 작용을 위해서 약물을 소비하는 것이 아니라, 부정적 효과를 진정시키고, 신경계가 쇠약해지면서 불안하거나 우울한 상태가 되지 않도록 약물에 도움을 청하는 것이다. 하지만 여러 가지 임상 실험 자료는 이러한 해석과는 모순된다. 동물과 인간은 신체적 의존 상태가 아닌데도 스스로 중독성 물질을 투약하기 시작하고, 계속해서 투약하기도 한다. 하지만 동물에게 실험적으로 신체적 중독을 유발한다 하더라도, 자발적으로 중독성 약물을 소비하기 시작하게 만들 수는 없다. 게다가 인간의 경우, 특히 알코올 중독자의 경우를 보면, 금단 증상이 가장 심각하게 나타나는 시기에 반드시 약물 소비 욕구가 최대치에 달하는 것은 아니다. 반면 의존증을 유발하지 않으면서도 금단 증상을 발현시킬 수 있는 물질은 여럿이 있다. 한편, 금단 증상 치료는 전반적인 의존증 치료에 그다지 도움이 되지 않는다.

이렇듯 신체적 의존에 대한 신경생물학적 이론은 완전히 정립되지 않았다. 일각에서는 신체적 심리적 의존을 분리할 수 없다고 가정한다. 하지만 대부분 약물은 신체적 의존 증상 없이도 심리적 의존을 유발하기 때문에 신빙성이 없는 가정이라 할 수 있다(아편류, 알코올, 담배만이 신체적 금단 증상을 초래함). 게다가 신체적 의존과 심리적 의존 과정에는 각기 별개의 신경계가 관여한다. 심리적 의존은 뇌의 보상계에 속하며 도파민을 함유한 뉴런들이 개입하면서 주로 유발된다(뒤에 오는 내용 참고). 반면 일부 약물에만 해당하는 신체적 중독은 부분적으로 척수의 아편류 수용기의 탈감작désensibilisation과 청반locus coeruleus[84)]의 노르아드레날린성 뉴런들의 기능 장애와 관련이 있다.

84) 아편류 수용기(감마 수용기)의 청반 내 자극은 평소라면 노르아드레날린성 뉴런의 활동을 억제한다. 하지만 아편류 수용기가 약물 중독 시에 오랫동안 반복해서 모르핀이나 헤로인에 노출되면 보상 메커니즘이 작동한다. 따라서 여러 단백질의 합성이 늘어나고, 전반적으로는 청반의 노르아드레날린성 뉴런들의 자극 반응성이 커진다. 이러한 과잉 반응성은 약물 사용을 중단하면서 아편류 수용기가 갑자기 작용하지 않게 되면서 드러난다. 그 결과로 금단 증상(정신운동성 불안정, 흥분, 조급증과 공격성, 감정과 기분의 급격한 변화)이 나타나는 것이다.

b) 심리적 의존

시리적 의존은 약물을 복용했을 때 느껴지는 쾌락으로 인해 유발되며, 약물이 뇌의 보상계에 미치는 지배적인 작용과 관련이 있다.

뇌와 약물

뇌는 뉴런 회로들로 구성되어 있다. 뉴런 간의 소통은 신경전달물질들이 하나 혹은 여러 개 뉴런 그룹에 반응함으로써 이뤄진다. 이러한 화학적 메시지의 전달은 뇌의 정보 처리의 핵심 요소이며, 대부분의 약물이 이때 다양한 단계에서 영향을 미친다. 간략하게 살펴보도록 하자.

- 암페타민류와 페닐에틸아민류(엑스터시)는 신경전달물질(도파민, 노르아드레날린, 세로토닌)의 염석relargage을 용이하게 한다.
- 코카인은 시냅스 공간 안에 방출된 도파민의 재포획을 차단함으로써 수용기에 직접적으로 작용하는 도파민의 양을 증가시킨다.
- 아편류(모르핀, 헤로인 등)는 선별적 자극을 통해 도파민성 뉴런들의 활동에 간접적으로 영향을 미친다.
- 니코틴, 대마초, 알코올은 이러한 뉴런들의 활동을 촉진시킨다.

정확히 말하자면, 약물들의 주 목표이자 의존 현상의 해답을 쥐고 있는 것은 바로 도파민성 중뇌변연계이다. 도파민성 중뇌변연계의 뉴런들은 복측피개영역aire tegmentaire ventrale(VTA)을 대뇌의 측중격핵nucleus accumbens에 이어준다. 이 뉴런들이 파괴되면 약물에 대한 모든 흥미가 사라진다. 향정신성 물질들의 사용(또한 의존을 유발할 가능성이 있는 모든 행위)

에 의해 느껴지는 쾌락은 측중격핵의 뉴런의 도파민성 자극으로 인한 것이다. 도파민성 자극은 직접적(코카인의 경우)이기도, 간접적(아편류 복용 시 보상 회로를 억제하는 뉴런 활동을 저지하는 경우)이기도 하다. 결국 약물을 조기에 자주 사용해 쾌락과 행복을 느끼려 하다가 약물에 의존하게 된다. 약물을 반복해서 사용하면 부분적으로 보상 회로를 억제하게 되기 때문이다. 시간이 지나면서 계속해서 자극을 받은 뉴런들은 다이노르핀dynorphine이라는 물질을 생성하게 된다. 다이노르핀은 자극에 의해 유발된 쾌락을 억제하며, 금단 상태의 약물 소비자는 기분 장애 및 기타 정신적 손상을 입게 된다. 소비자는 그때부터 약물을 다시 복용해 행복감을 되찾으려 하게 된다.

이러한 개념은 생리학자인 제임스 올즈James Olds와 피터 밀너Peter Milner가 1954년에 발견한 두개 내 자동자극autostimulation intracrânienne 현상에서 나온 것이다. 두 사람은 미량의 전류를 방출하는 전극을 쥐의 뇌에 꽂고, 쥐가 레버를 누르면 자극이 느껴지게 했다. 이러한 행동은 생리학적인 필요와는 전혀 무관한 것이었다. 하지만 쥐는 모든 에너지를 스스로를 자극하는 데 쓴 나머지 기본적인 욕구(배고픔, 목마름, 졸음)를 완전히 무시하다 결국 죽고 말았다. 여기에서 뇌 내에 '보상계'가 있어 자극을 받으면 '뇌의 만족감', 다른 말로 하자면 쾌락을 생성한다는 가정이 나온 것이다. 이러한 보상계는 도파민성 뉴런과 도파민성 뉴런이 분포하는 부위(측중격핵, 전전두엽 피질, 시상하부 일부 등) 전체에 해당된다. 도파민성 뉴런이 약물의 쾌락 효과와 특별한 관계가 있다는 사실은 이미 밝혀진 바 있다. 물론 뇌가 만족감을 느끼는 현상은 약물이 주는 쾌락과 비교해 볼 필요가 있다. 만일 전기 자극이 아니라 다른 방법을 써서 뇌의 보상계를 자극한다면 내부 정보의 접근을 차단할 수 있다. 그렇게 되면 동물(넓은 의미로 인간을 포함)은 만족감을 느낀다. 대부분의 약물은 이 원칙에 따라 작용한다. 올즈와 밀너의 실험에서 전류가 사용되었다면, 이제 일부 수용기가 개입하고 도파민성 뉴런이 활성화하면서 약리학적 작용이 전류를 대신하는 것이다. 정신자극제, 아편류, 대마, 니코틴, 알코올은 직접적이든 간접적이든 보상계의 신경 회로를 자극한다는 공통점이 있다.

그러므로 심리적 의존은 간단히 말해 약물들의 쾌락 효과와 관련이 있다. 약물을 처음으로 소비하게 되면, 보상계가 활성화되면서, 뇌의 만족감을 유발한다. 그렇게 되면 다시 이런 경험을 하고 싶다는 동기가 부여되면서 실행 체계, 결정 체계, 추진 체계가 활성화되어 다시 경험을 추구하게 되는 것이다. 이렇게 해서 심리적 의존이 점차 진행된다. 여러 임상 자료와 실험 자료에 의해 여기에도 한계가 있음이 확인된 바 있다. 도파민성 뉴런이 활성화된다고 해서 반드시 보상 효과가 유발되는 것은 아니다. 예를 들어 스트레스도 보상계를 강력하게 활성화시킨다. LSD, 대마, 니코틴, 바르비탈류 등의 물질은 도파민성 신경 전달을 자극하기는 하지만 그 보상 효과는 동물 실험에서 밝혀졌듯이 비지속적이고 약하며 거의 미미한 수준에 그친다. 또한 약물들이 노르아드레날린성 뉴런과 세로토닌성 뉴런을 비롯해 일부 신경계에 영향을 미친다는 점도 고려해 봐야 한다. 다른 한편으로, 약물을 계속해서 소비할 경우 쾌락 효과는 오래가지 않고 부작용에 자리를 내준다. 결국 약물 소비 욕구는 끊임없이 커지는 반면 쾌락은 계속해서 줄어들게 되는 것이다.

예: 담배 소비자의 의존

흡연자 대부분은 다음 중 적어도 한 가지 유형의 의존증을 보인다.

a) 행위적 의존 : 사회적 교제적 필요에 따른 것이다. 따라서 '제스처용' 의존이라고 불리기도 하며, 조건부 행동이라고 할 수 있다.
b) 심리적 의존 : 쾌락, 이완, 지적 자극, 진정 작용, 항우울 작용, 식욕억제 작용 등 니코틴의 향정신성 효과와 관계가 있다. 심리적 의존은 처음 흡연을 시작하고서 얼마 지나지 않아, 즉 하루에 5~6개비를 소비하는 단계가 되면 바로 나타난다. 담배 중독성 행동을 강화하는 주요 요소이다. 따라서 금연을 하게 되면 신경과민, 흥분, 불안 등의 증세가 나타나며, 심할 경우 우울증 유형의 기분 장애를 보이기도 한다.
c) 신체적 의존 : 흡연 경력이 오래된 흡연자의 20~30%에게서 나타난다. 정신적 신체적 증상(떨림, 과잉발한, 변비와 복부팽만을 수반한 소화 장애)이 나타나며, 억누를 수 없는 흡연 충동을 보이게 된다. 그러므로 대체요법을 받지 않는 한 단기적으로 금연에 성공할 수는 없다.

c) 내성

내성의 특징은 약물에 대한 민감성이 사라진다는 것이다. 따라서 약효를 느끼기 위해 복용 횟수를 늘리거나 자신에게 최적화된 양까지 복용량을 계속 늘리게 된다. 이때 약물 사용 경험이 전혀 없는 사람에게는 치사량이 될 수 있는 양의 100배까지 이르기도 한다. 내성은 약물 중독의 특징 가운데 하나로 여겨지지만, 그렇다고 해서 중독의 필요조건도 충분조건도 아니다. 내성은 약물의 부작용을 줄여줌으로써 위험성을 덜어주고 많은 양을 사용하게 해 주면서 중독을 촉진시키는 역할을 할 뿐이다. 게다가 중독성이 없으면서도 내성을 유발하는 물질(예를 들어 항고혈압제)도 있다. 역으로 암페타민류의 경우 정신 자극 효과에 대한 내성은 관찰되지 않는다. 복용을 중단하면 내성이 바로 사라지는데, 급성 중독의 원인이기도 하다.

의존이나 금단 증후군은 신체 전반에 나타나는 반응인 반면, 한 사람이 하나 혹은 여러 가지 약효에 내성을 보일 수 있다. 아편류의 경우 지나치게 많은 양을 투여하면 진통 효과에 대한 내성이 생긴다. 따라서 모르핀을 이용한 만성 통증 치료 시 투약량을 신중히 조절하면 내성이 나타나지 않는다. 실제로 심한 통증으로 고생하는 환자가 아편류를 이용해 대체요법을 받는 경우 극소수에게서만 중독성 행동이 관찰된다.

내성은 신진대사 과정에 관여하기도 한다. 약물을 복용하면 간에서 효소가 생성되어 약물을 분해해 대사 산물로 변화시키는 것이다. 대사 산물은 활성화 정도가 일반적으로 약물 자체보다 약하다. 결국 약물이 빠르게 분해되면서 약효 지속 시간이 짧아진다. 하지만 이러한 내성은 흔히 볼 수 있는 형태는 아니다.

일반적인 내성은 체내에 적응 메커니즘이 서서히 자리를 잡고, 약물을 복용하면서 생긴 이상 증상을 억제하는 것을 말한다. 세포의 경우, 일부 수용기에서 탈감작 현상이 일어나는 것이나 분자가 변화했다가 며칠에서 몇 달에 이르기까지 서서히 퇴행하는 것이 이러한 적응 메커니즘에 해당된다. 유전자가 발현되었다가 변질되는 것을 예로 들 수 있다.

내성과 신체적 의존은 비슷한 시기에 진행되었다가 사라지므로, 일각에서는 두 현상이 밀접하게 연결돼 있다는 가설을 내세웠다. 두 경우 모두 동일한 적응 메커니즘을 거쳐 약효가 억제된다고 한다면, 약물이 뇌에서 사라진 뒤에도 적응 메커니즘이 지속되면서 비정상적인 증상을 유발할 가능성이 있다. 이렇듯, 약물의 만성적 복용을 중단하는 경우 원래 약효와는 반대되는 금단 증상(금단 증후군)의 형태로 신체적 의존 현상이 나타난다. 아편류의 금단 증상은 주로 척수에 위치한 수용기들의 탈감작에 기인하며, 위에서 말한 적응 메커니즘 때문에 진통 효과에 내성이 생기는 것이다.

d) 감작

아편류, 정신자극제, 니코틴은 동물의 운동기능을 활성화시킨다. 약물을 계속해서 일정량 투여하면 운동기능이 점진적으로 향상되는 것이다. 스트레스를 많이 받는 상황에서도 이러한 현상이 관찰되는데, 이를 행동 감작sensibilisation comportementale이라고 한다. 내성과는 반대되는 현상이다. 약물을 투여할 때 변화가 생기면 (세포 속에) '기억' 되면서 다음번 투약 때 효과가 더 커지는 것으로 보인다.

일부 약물 사이에 교차 감작이 일어나는 것을 보면 공통 메커니즘이 존재한다고 추정된다(예를 들어 아편류, 암페타민류와 코카인은 서로 감작을 유발함). 한편, 아편류 및 정신자극제 등과 스트레스 사이에도 교차 감작이 일어난다. 스트레스 요인에 노출되면 약물 작용에 감작이 일어나고, 제일 먼저 도파민성 뉴런에 영향을 미친다. 도파민성 뉴런이 쾌락과 스트레스 등의 감정 상태를 조절한다는 사실은 이미 밝혀진 바이다. 감작은 환경적 요인을 따르기 때문에 감작을 유발하는 투약 환경(예를 들어, 모르핀에 감작된 동물을 새 우리에 넣고 새롭게 약물을 투여하면 또다시 반응을 보임)에 좌우된다.

감작은 약물의 반복적 투약과 투약 환경의 영향을 받는데, 심리적 의존으로 가는 길이라고 할 수 있다. 스트레스, 정신자극제, 아편류 사이에 교차 감작이 이뤄진다는 사실은 다양한 요소(도파민성 뉴런에 관한 설명을 참고할 것) 사이에 공통된 근원이 있음을 보여줄 뿐만 아니라, 약물중독자들이 어떻게 한 약물이 부족할 경우 다른 약물의 복용량을 조절해 쉽게 대체하는지를 보여준다.

3_3 약물중독 외의 중독

'중독addiction[85)]' 이라는 개념은 모든 의존 관계를 지칭하므로, 사회적으로나 약리학적으로나 어느 정도 용인된 의존 행위를 포괄한다. 물론 사람이 어떤 행위에 빠져 자유마저도 포기할 수 있다는 점에 대한 이해를 전제로 한 것이다. 일반적으로 향정신성 약물을 남용할 때 중독(일반적인 약물중독)이 발생하지만, 약물을 사용하지 않고도 중독이 발생하는

85) 영어로는 일반적으로 '애착' 을 가리키며, 프랑스어 고어로는 부채를 상환할 능력이 없는 봉신과 봉건 군주와의 종속 관계를 가리킨다.

경우도 있다(식습관 장애, 도박 중독, 충동구매, 성행위 중독 등). 중독은 정신의학에서 다양한 영역에 걸쳐 있으므로 딱히 한 가지로 정의 내릴 수 없다. 그렇기 때문에 한편에서는 '중독 스펙트럼'을 주로 젊은이들 사이에서 관찰되는 육체적 행위(자살 시도, 자해 행위, 다양한 센세이션 추구)로 제한하는 반면, 다른 한편에서는 중독이라는 개념을 자칫 그릇되게 일반화할 위험과 개인적 사회적으로 공통점이 없는 행위를 뒤섞어버릴 위험을 무릅쓰면서도 직업 활동, 스포츠 등 거의 모든 인간 행위를 포함시키는 것이다.

참고문헌

다음은 이 책에서 참고한 자료 중 최근 자료 중심으로 구성한 목록이다.

1. 서적

ADES J., LEJOYEUX M. (2003), *Alcoolisme et psychiatrie. Données actuelles et perspectives*, Masson.

ANGEL P., RICHARD D., VALLEUR M. (2005, 3e édition), *Toxicomanies*, Masson, coll. ≪Abrégés≫.

AUBIN H.J., DUPONT P., LAGRUE G. (2003), *Comment arrêter de fumer ?*, Odile Jcob.

CABALLERO F., BISIOU Y. (2000), *Droit de la drogue*, Dalloz.

Collectif INSERM (1997), *Écstasy : des données biologiques et cliniques aux contextes d'usages*, Editions INSERM.

Collectif INSERM (2001), *Cannabis : quels effets sur le comportement et la santé?*, Éditions INSERM.

Collectif INSERM (2003), *Alcool : dommages sociaux, abus et dépendance*, Éditions INSERM.

DESCOMBEY J.-P. (2003), *Précis d'alcoologie clinique*, Dunod.

EHRENBERG A. (1995), *L'Individu incertain*, Calmann-Lévy.

EHRENBERG A. (1998), *Drogues et médicaments psychotropes : le trouble des frontierès*, Éditions Esprit, Paris.

GRAZIANI P., ERALDI-GACHIER D. (2003), *Comment arrêter l'alcool ?*, Odile Jacob.

HAUTEFEUILLE M. (2002), *Drogues à la carte, Payot & Rivages.*

HAUTEFEUILLE M., VÉLÉA D. (2002), *Les Drogues de synthèse*, PUF, coll. ≪ Que sas-je ? ≫, n° 3625.

HUERE P., MARTY F. (2004), *Cannabis et adolescence : les liaisons dangereuses*, Albin Michel.

JAUFFRET-ROUSTIDE M., LABROUSSE A. et al. (2004), *Les Drogues. Approche sociologique, èconomique et politique*, La Documentation Française.

MOLIMARD R. (2003), *La Fume : smoking*, SIDES.

Observatoire Français des Drogues et des Toxicomanies (OFDT) (2005), *Drogues et depéndances, données essentielles*, La Découverte, coll. ≪Guides≫.

PARQUET Ph. J. (1998), *Pour une prévention de l'usage des substances psychoactives*, Comité français d'éducation pour la santé.

PIERROT J., LLORCA P.M. *et al.* (2003), *Tabacologie et sevrage tabagique*, John

Libbey Eurotext.
RETAILLAUD-BAJAC E. (2002), *Les Drogues : une passion maudite*, Gallimard, coll. ≪Découvertes ≫.
REYNAUD M. (2002), *Usage nocif de substances psychoactives*, La Documentation Française.
REYNAUD M. (2004), *Cannabis & santé : vulnérabilité, dépistage, évaluation et prise en charge,* Flammarion, coll. ≪Medecine-Sciences ≫.
RICHARD D., SENON J.-L., VALLEUR M. (2004), *Dictionnaire des drogues et des dépendances*, Larousse, coll. ≪In Extenso ≫.
SANCHEZ M. (2004), *Qu'avons-nous fait des drogues ?,* Autrement.
VALLEUR M., MATYSIAK J.-C. (2002), *Les Addictions. Dépendances, toxicomanies : repenser la souffrance psychique,* Armand Colin.
VÉLÉA D. (2005), *Toxicomanies et conduites addictives,* Heures de France.
WURTZEL E. (2004), *Prozac nation. Avoir 20 ans dans la dépression,* Denoël.

2. 전문 잡지

- *Toxibase,* 14, avenue Berthelot, 69 007 Lyon (www.toxibase.org)
- *Psychotropes* (revue internationale des toxicomanies et des addictions), éditions De Boeck Université (acces+cde@deboeck.be)
- *Le Courrier des Addictions,* Vivactis, 62-64, rue Jean Jaurès, 92 800 Puteaux (www.vivactis-media.com)
- *THS. La revue des addictions,* www.seths.org/revue-online.htm

3. 웹사이트

다음 목록은 약물 중독을 다루는 많은 웹사이트 가운데 프랑스어로 된 사이트 일부를 정리한 것이다. 하지만 다른 여러 국제 웹사이트 등으로 링크가 되어 있으므로 연구에 도움이 되리라 생각한다.

Mission interministérielle de lutte contre la drogue et la toxicomanie : www.drogues.gouv.fr

OFDT : www.ofdt.fr
EMCDDA : www.emcdda.org
Toxibase (깊이 있는 연구 가능성을 열어주는 사이트) : www.toxibase.org

192 시리즈–프랑스 대학생들이 가장 많이 읽는 심리학 시리즈
심리학과 정신분석학의 키워드를 모두 192페이지로 정리한 입문서들

정신과적 진단
마리-크리스틴 아르디-바일레 지음 | 임말희 옮김, 김정현 감수

프랑스의 전통적 분류학을 따를 것인가? DSM-IIIR을 따를 것인가? 정신분석적 모델을 따를 것인가? 생물학적 모델을 따를 것인가? 이 책은 다양한 정신질환분류와 설명 모델의 분류 기준들을 설명하고, 이들 간의 통합지점을 찾고자 한다.

도박중독
마크 발뢰르·크리스티앙 뷔쉐르 지음 | 최의선 옮김, 김성이 감수

이 책은 오랫동안 비밀에 붙여졌던 정보들을 알려줄 뿐 아니라 "약물을 사용하지 않는 중독자"라는 별명이 붙은 충동적 도박자들에 관한 표본적 연구를 보여준다. 도박의 기원, 도박중독자가 되는 과정, 치료법 등을 소개한 책자다. 자기 파멸이나 자기처벌에의 무의식적 욕구로서 도박중독을 바라보는 정신분석적 관점이 흥미롭다.

범죄심리
소니아 아라티·다비드 바바소리·로이크 M. 빌레르뷔 지음 | 배영미 옮김, 김정현 감수

갈수록 늘어나는 비행과 폭력 앞에서 우리는 이런 비행들이 우리 사회의 결함이나 내부적 손상에서 빚어진 그림자의 연장선이 아닌지 묻게 된다. 이 책은 범죄 현상을 설명하는 데서 인문과학, 특히 심리학과 정신병리학의 이질성에서 비롯된 모호함을 극복하고 편견 없는 통합적 시각을 보여주고 있다.

임상 관찰과 사례 분석
장-루이 페디니엘리 · 리디아 페르난데즈 지음 | 이승신 옮김, 김정현 감수

심리학적, 정신의학적, 정신분석학적 임상은 개인과 상황에 대한 섬세한 관찰과, 이것들에 관한 이야기를 "사례 연구"의 형태로 다시 기록하는 것을 기본으로 한다. 이 책은 이런 방식들을 제대로 습득하기 위한 기초를 제공한다. 한 사례가 어떤 이론을 보여주거나 어떤 사실을 드러낼 때, 그것의 특수성과 패러다임적 성격을 동시에 고려하는 방법, 수집한 자료들을 사례 연구에 통합하는 방법 등을 다룬다.

약물 중독
드니 리샤르 지음 | 윤예니 옮김, 박상규 감수

이 책은 약물중독자를 이해하고 치료하는 데 꼭 필요한 약물관련 지식들을 알기 쉽게 기술하고 있다. 약물의 기본 개념이나 특성들을 일반인들도 알기 쉽게 설명하고 있으며, 대마, 양귀비, 아편, 헤로인, 메타돈, 부프레노르핀, 코카인, 크랙, 필로폰, 엑스터시, LSD, 페요태, 이보가, 알코올, 니코틴 등 다양한 약물들을 다루면서 각 약물의 역사, 약리학, 기능, 임상적 증상, 약물 부작용, 금단 증상 등을 자세히 설명하고 있다.

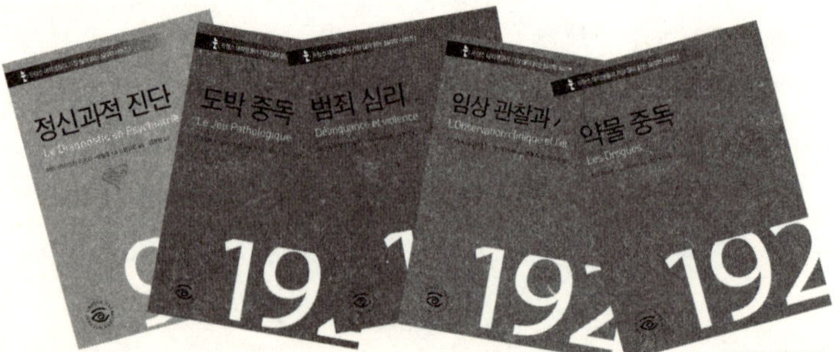

포켓판 192쪽 10,000원

프랑스 대학생들이 가장 많이 읽는 심리학 입문서들 – 전 14권

정신과적 진단, 성도착, 신경증, 정신증, 아동의 발달과 정신병리, 범죄 심리, 청소년 심리
코칭, 약물중독, 도박중독, 자폐증, 망상장애, 집단심리, 임상관찰과 사례분석

당신 안의 예술가를 깨워라

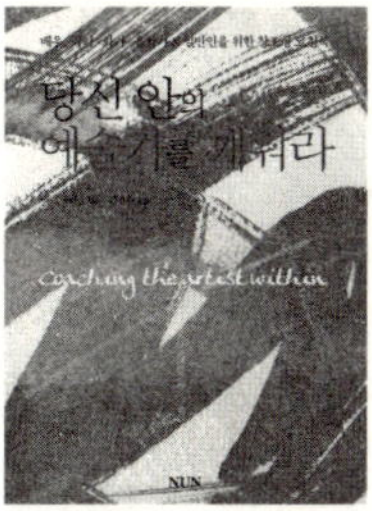

신국판 293쪽 15,000원

에릭 메이즐 지음 | 김병수 옮김

오랫동안 세계 각국의 예술가들의 창조성 코치로 일해 온 저자가 현실과 예술 사이를 잇는, 실제적이고 구체적인 창조력 코칭 사례들을 소개한다. 음악, 미술 전공생이나 창조적인 삶을 원하는 일상인 모두에게 권하는 책이다.

리딩 프로이트

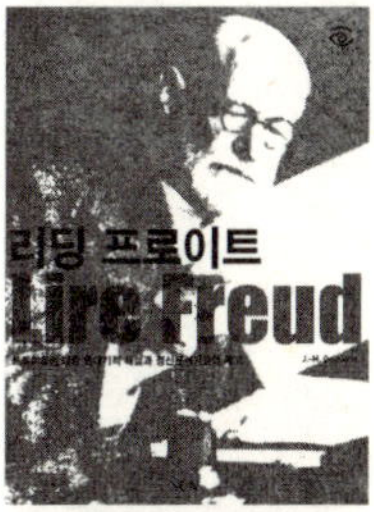

사륙배판 500쪽 32,000원

장-미셸 키노도즈 지음 | PIP정신분석연구소 옮김

프로이트 저작들을 연대기 순으로 정리한 신세대 프로이트 교과서이다. 프로이트 이론의 탄생 배경이 된 삶의 에피소드, 프로이트 이후의 이론적 전개 등을 쉽게 설명하고 있다.

자기심리학과 나르시시즘의 치료

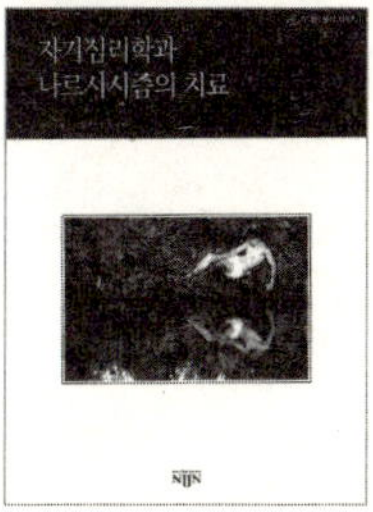

사륙배판 339쪽 20,000원

리처드 체식 지음 | 임말희 옮김

자기애적 인격장애의 발병 원인과 치료법을 코헛의 자기심리학을 중심으로 고찰하고 있다. 프로이트로부터 멜라니 클라인, 대상관계, 자아심리학, 유럽 정신의학에 걸쳐 병적 나르시시즘에 관한 다양한 관점을 소개하고 있다.

자아상의 치유

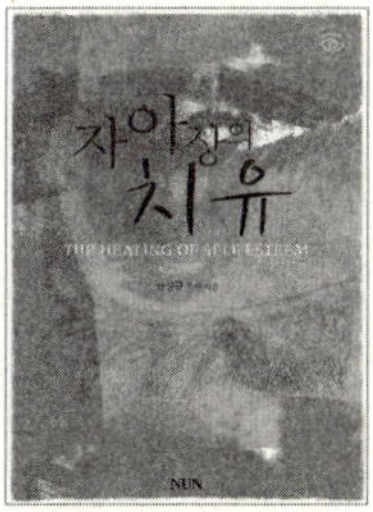

신국판 228쪽 11,000원

변상규 지음

자아상은 행복과 불행, 성공과 실패를 결정짓는 뿌리이다. 이 책은 잘못된 자아상이 어떤 과정을 통해 형성되었고 어떻게 그것을 치유할 수 있는지 생생한 사례를 들어가며 밝힌다. 저자는 대상관계이론과 애착이론 등 정통 심리학에 근거한 내용들을, 마치 옆 사람에게 이야기를 들려주듯이 쉽고 재미있게 전달하고 있다. 저자는 20여년의 상담/강의 경험을 바탕으로, 병든 자아상을 치유할 수 있는 구체적인 해법을 막힘없이 제시하고 있다.